1日1分 図解 ひざ痛は99%完治する

さかいクリニックグループ院長
酒井慎太郎

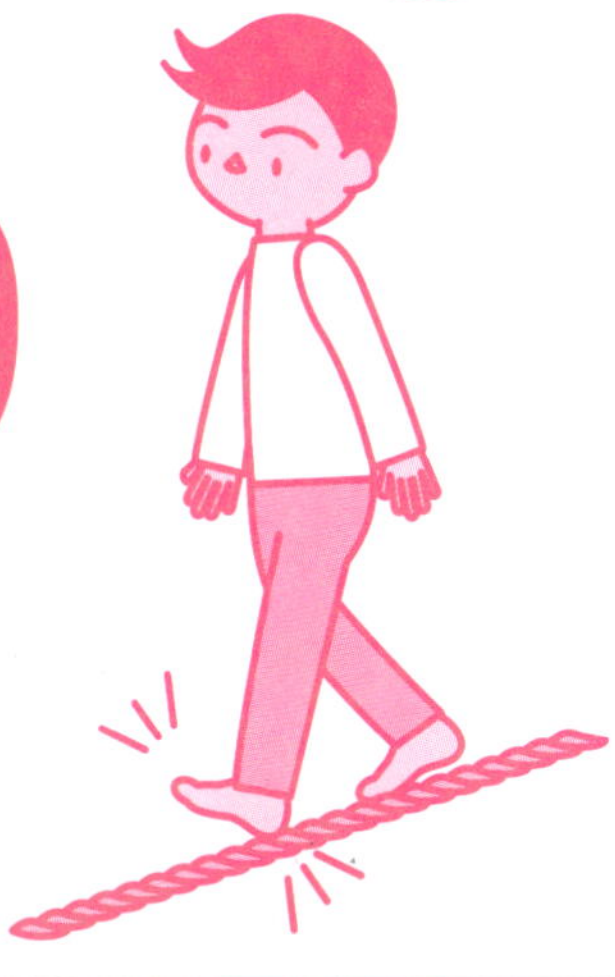

GENTOSHA
幻冬舎

はじめに

2500万人もの人がひざに問題を抱えている

ひざの痛みに悩んでいる人は多いもの。

厚生労働省の研究班の出した推計では、変形性ひざ関節症などのひざ痛を抱える人は、予備軍を含めると2500万人にものぼるそうです。つまり、日本人のおよそ5人にひとりは、何らかのひざのトラブルを感じているわけですね。

この本を手に取ったみなさんは、すでにそうしたトラブルをお持ちなのかもしれません。また、みなさんの身近にも、ひざに不調を訴えている人が何人もいらっしゃるのではないでしょうか。

たとえば——

法事で顔を合わせるたびに、いつも「ひざが痛くて困っちゃう……」とこぼしている親戚のおばさん。

慣れないハイヒールを履いていたせいで、ひざや腰を痛めてしまったOL。

ひざを痛めたために、趣味の山登りができなくなってしまった会社の上司。

スーパーの階段で転んで以来、ひざが痛くて家にこもりがちになってしまったおばあさん。

体調が悪くなったり、足腰が冷えたりすると、そのたびに、昔スキーで痛めたひざが、なんとなく痛みだすという主婦。

スポーツでひざを痛めて以来、思うようなパフォーマンスができなくなってしまったアスリート。

外反母趾《がいはんぼし》をかばいながら歩いているうちに、ひざまで痛くなってきてしまった保険外交員。

ハーフマラソンにチャレンジしたのはいいものの、レース後、ひざが腫《は》れ上がってしまった会社の同僚。

歩道橋の階段の上り下りがたいへんなため、ひざをかばいながらのろのろと道を横断しようとするおじいさん。

いかがでしょう。

みなさんにも、「自分はこのタイプだな」「あの人はこのパターンだな」と思い当たるフシがあるのではないでしょうか。〝5人にひとり〟という数字は、決して大げさなものではありません。今の日本では、老若男女を問わず、じつに多くの方々がひざに問題を抱えています。

ひざが痛くなると、人は行動範囲が大きく狭められてしまいます。本来なら簡単にできることができなくなったり、会いたい人に会えなくなったり、楽しみにしていたことを楽しめなくなったりします。みなさんは、ひざのトラブルのために、自分の歩む道をみすみす狭めてはいないでしょうか。

ひざ痛の人は、「腰」も「全身」も見ていかなければならない

本書を手にしたみなさんのなかには、これまで何軒もの病院や治療院を回り、ひざ痛治療に多くの時間を費やしてきた方もいらっしゃるかもしれません。

一般に、ひざの痛みは、すっきりと治らないことが多いもの。いったんは痛みが消えても、再発してしまったという人も少なくないはずです。

なぜ、完治とはいかないのか。

整形外科などで行なっている治療が、痛みをとることを主眼にした『対症療法』中心であるせいもあります。また、ひざ痛は長い年月をかけて「ひどくなったり、よくなったり」を繰り返しつつ、徐々に悪化していく傾向があるために、長期的・包括的な治療を続けにくい側面もあるでしょう。

ただ、いちばん大きな原因は、多くの医師が「ひざしか診《み》ていない」せいではないでしょうか。一般の病院では、「ひざが痛い」と言えば、「ひざ」しか診てくれません。また、「腰が痛い」と言っても、「腰」しか診てくれません。

でも、ひざも腰もつながっているのです。

歩くにしろ、走るにしろ、目の前のゴミを拾うにしろ、私たちの行なうひとつひとつの動作は、たくさんの関節が巧みに連携しているからこそ成立しています。しかも、どれかひとつの関節に不具合でも生じたなら、その不具合がたちまちほかの関節にも影響してし

まうシステムになっているのです。とりわけ、ひざと腰の関節は、相互連携の度合いが非常に高く、片方の調子が悪くなると、もう片方も調子を狂わせてしまうことが少なくありません。

ですから、ひざ痛と腰痛を併発している方はたいへん多い。ひざ痛を訴える方のほとんどは、腰の不具合も気にされていますし、腰痛を訴える人の7～8割は、ひざにも不具合を抱えています。

だから、本当は、ひざだけではなく、腰もセットで見ていかなくてはならない。そして、各関節がちゃんと連携できているかどうか、体全体を広く見渡していかなくてはならないのです。

こういう全身的なアプローチで適切な治療を行なっていけば、ひざは必ずよくなります。本書ではこれから、その治療とケアのノウハウをできる限りわかりやすく紹介していくことにします。

ひざの問題に真剣に向き合って、長く充実した人生を送ろう

私は、東京の王子というところで、腰痛、首痛、ひざ痛などの患者さんを中心に診る「さかいクリニックグループ」を開業しています。

当院の最大の特徴は、『関節包内矯正』という独自の治療法を実施している点です。あ

とでくわしくご説明しますが、関節の不具合からくる痛みは、ほとんどこれによって解消させることができます。ありがたいことに、全国津々浦々からたくさんの患者さんにお越しいただき、いつも予約で満杯状態です。できる限り早急に患者さんの痛みを解消させられるよう、スタッフと手分けして、1日170名以上の方を診させていただいております。

ひざ関節の軟骨や半月板《はんげつばん》は、長い年月、何年何十年もかけて少しずつ磨《す》り減ったり傷ついたりしています。ひざ痛を訴える人には比較的年齢が高い人が多いわけですが、痛みのそもそものきっかけは、若い頃や中年期の生活や習慣にこそあるといってもいいでしょう。若い頃や中年期に、ひざに対してどういう接し方をしてきたかが、症状に大きく影響を及ぼしているのです。

2本足で歩く人間にとって、ひざが動き、足腰が動くということは、〝生命線〟といってもいいくらい重要な問題です。もし、ひざの痛みから、歩けなくなったり、移動に支障が出たりすれば、行動が著しく制限されてしまいます。ひざの状態が極端に悪くなれば、『寝たきり』になってしまうこともあるでしょう。

私たちは、より広範囲に、よりアクティブな行動をとるために、常にひざをスムーズに動くようにしておかなければなりません。きっと、ひざに対するケア意識の高い人は、毎日活発に動き回り、人生を長く健康に生きることができるでしょう。逆に、ひざのことなどどうでもいいというような態度でいる人は、早晩足腰に不調を訴え、人生の可能性を大きく狭めてしまうことになるでしょう。

つまり、今、ひざの問題をないがしろにしていると、人生のあとあとになって大きく響いてくるものなのです。

もちろん、みなさんご自身の「ひざ」も、例外ではありません。

今、痛い人はもちろん、今は痛くない人も、ひざ痛という問題に対して、他人事《ひとごと》のような顔はしていられません。

だから――

みなさん、ぜひ、自分のひざの問題に、真剣に向き合いましょう。そして、これからの長い人生を明るく照らし出そうではありませんか。

酒井慎太郎

1日1分 図解 ひざ痛は99%完治する 目次

Part 1

『関節包内矯正』とは？

Part 2 ひざ痛は99%完治する

Part 3

ひざ痛はセルフケアで十分治せる！

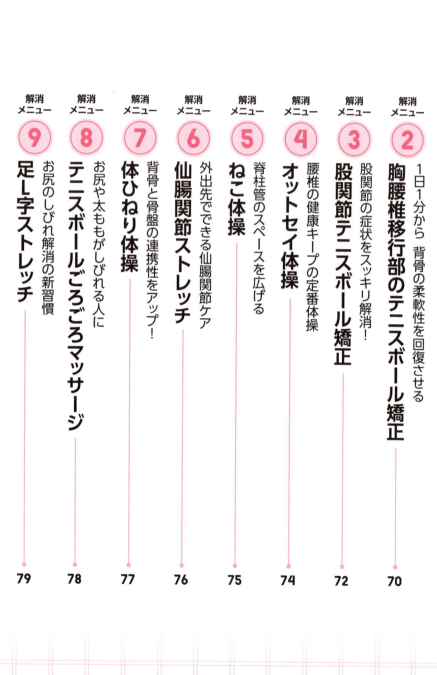

Part 4

Part 1

『関節包内矯正』とは?

人は関節が動くからこそ活動できる

人間には200個以上の骨があり、それらの骨が400個以上あるとされる関節でつながれています。

関節は、人を動かす歯車のようなもの。頭のてっぺんから足の先まで、大小たくさんの歯車がかみ合い、連携してなめらかに動いているからこそ、私たちは日常の動作をスムーズに行なうことができているわけです。

これらの歯車は、毎日あまりに当たり前に動いてくれているので、普段私たちは、関節の存在を意識すらしません。

しかし、これらの歯車のうちのどれかが錆《さ》びついてしまったり、動きが悪くなったりしたらどうなることでしょう。とたんに痛みやこりなどのトラブルが発生し、いつも通りの活動に支障が出てしまいます。

腰痛を抱えているみなさんは、その不便さやつらさがよくおわかりのはず。多くの人は、関節という歯車がうまく動かなくなってはじめて、関節の大切さを思い知ることになります。

つまり、つらい腰の痛みを解消するカギは、関節にあるのです。

人は関節という歯車が動くからこそ活動できるもの。

歯車の錆びつきをとり、動きをよくすれば、みなさんの体も再びなめらかに動き出すことでしょう。

Point

人間の関節は、骨の数より多い。錆びついた関節を治せば、体の痛みはなくなる。

痛みが現れやすい荷重関節

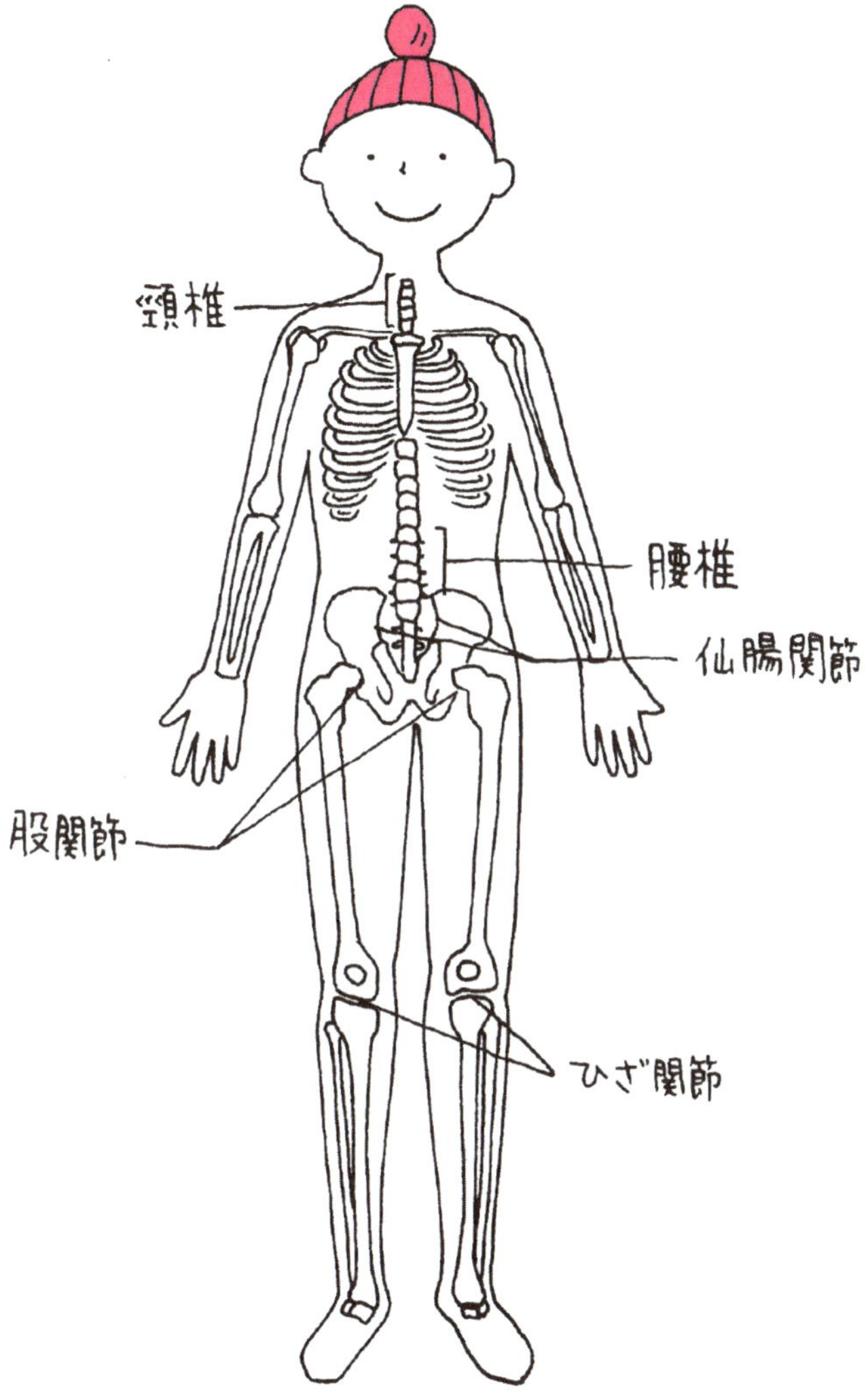

関節のひっかかりを解消すれば痛みは消える

私は、『関節包内矯正』というメソッドを治療の軸に据えています。これは簡単に言えば、〝関節のひっかかりをとって痛みを解消させる治療法〟です。

まず、関節の基本的な構造について説明しておきましょう。

関節は『関節包』という袋の中におさまって動いています。関節包内は潤滑液で満たされていて、その中で互いの骨同士が動くからこそ、すべるようなスムーズな動きがとれているわけです。

ところが、この関節包内の骨同士は、非常にひっかかりやすいのです。機械の歯車なども、ちょっとひっかかっただけで動きが悪くなり、全体の動きに影響を与えてしまいます。それと同じで、関節包内でもわずかでも骨同士がひっかかれば、とたんに動きが悪くなってしまうのです。

とりわけ、ひっかかった状態のまま関節が固まってしまうと、関節の可動域が狭くなって、しっくりしない動きになったり、ぎこちない動きになったりします。

ひとつの関節の動きが悪くなれば、周辺の筋肉や靭帯《じんたい》などにもストレスがかかりますし、連携する他の関節にも悪影響が及ぶことでしょう。手や足などが十分に上がらなくなったり、腕やひざが十分に曲がらなくなったりすることもあるかもしれません。

つまり、こうした悪循環がいくつも重なって、痛みやこりなどのトラブルが引き起こされることになるのです。

だから、痛みなどのトラブルを解消するには、そもそもの原因である関節のひっかかりをとり去って、骨同士が関節包内で再びなめらかに動くようにすればいい——それが、関節包内矯正の基本理論であるわけです。

関節の構造

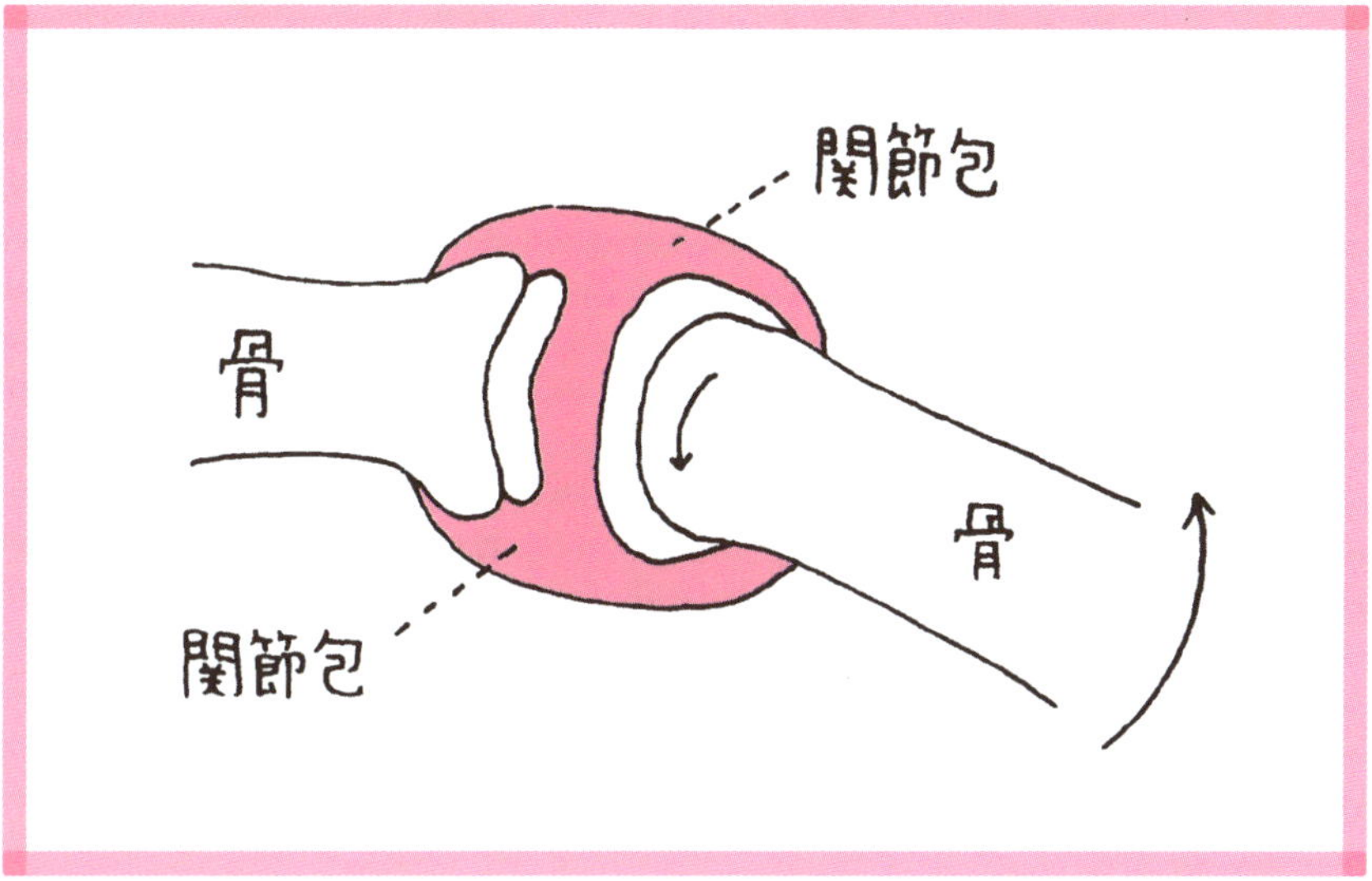

強い力もかけないし、痛くない

関節包内矯正の治療は、手技によって行ないます。

手技というと、カイロプラクティックや整体などの激しい動きを連想する方もいるかもしれませんが、まったくそんなことはありません。患者さんが押されているかどうかさえわからないほどのマイルドな力しか加えません。もちろん、手技による痛みもほとんどありません。私どものように、関節包内矯正の知識と技術、経験を備えたプロであれば、大きな力を加えなくとも関節のひっかかりを解消させることができるのです。

これを説明するため、私がよく引き合いに出すのは、建てつけの悪い雨戸やサッシです。バランスが悪くなった引き戸は、力自慢の人が動かそうとしても、そう簡単には動いてくれないもの。でも、開けるコツを知っている人がやれば、力を込めなくてもスッと簡単に動くものです。

関節包内矯正は、この感覚に似ています。ひっかかった関節をどちらへ向けてどれくらいの力で動かせばいいかのコツがわかっているからこそ、患者さんに身体的負担をかけることなく、関節のなめらかな動きを取り戻すことができるのです。

長年の痛みが一発で解消することも

私の治療院に来られ、関節包内矯正を受けた患者さんは、たいていはその効果に驚かれます。どんな病院へ行っても治らなかった痛みや、何年、何十年も悩まされ続けてきた痛みがたちどころに緩和するわけですから、びっくりされるのも無理はありません。軽めの症状なら、1回の治療で治ってしまうこともあります。感激のあまり、涙を流される方もいらっしゃいます。

もっとも、先に触れたように、私の治療院でこれを受けていただくには、長い間お待ちいただかなくてはなりません。ただ、セルフケアは可能。セルフケア用の『簡易版・関節包内矯正』については、28～33ページでくわしくご紹介することにしましょう。

Point

ひとつの関節の動きが悪くなると、周辺の筋肉や靭帯、連携する他の関節にも影響を及ぼす。

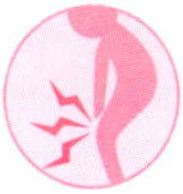

図解でわかる!
関節包内矯正

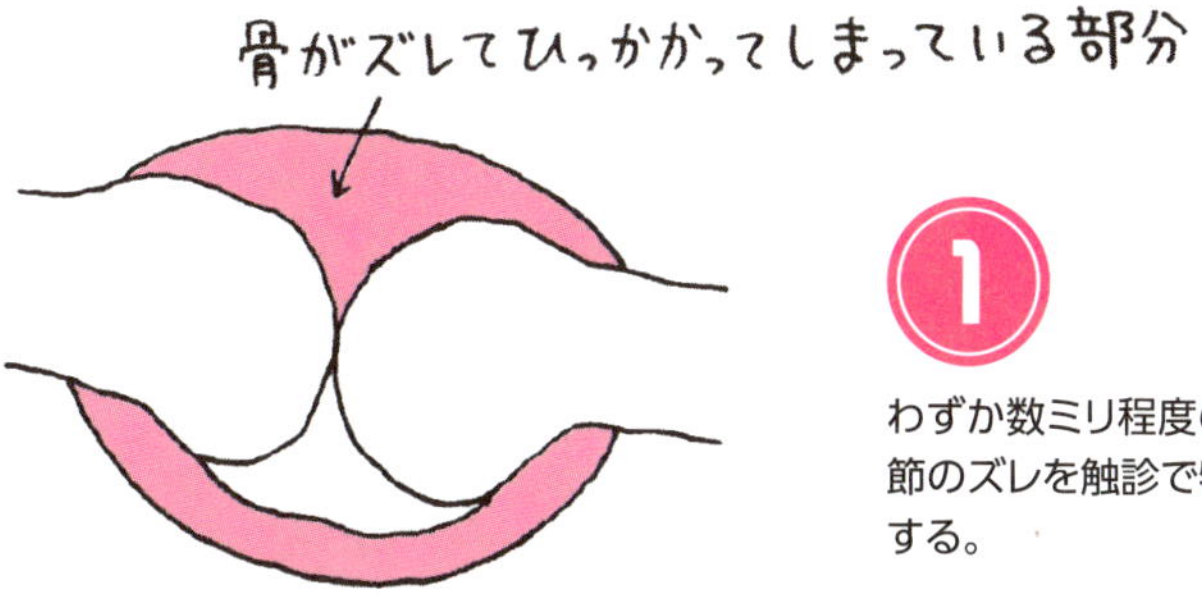

1

わずか数ミリ程度の関節のズレを触診で特定する。

2

問題となる部位を肌の上から指で押し、関節を正常な位置に戻す。

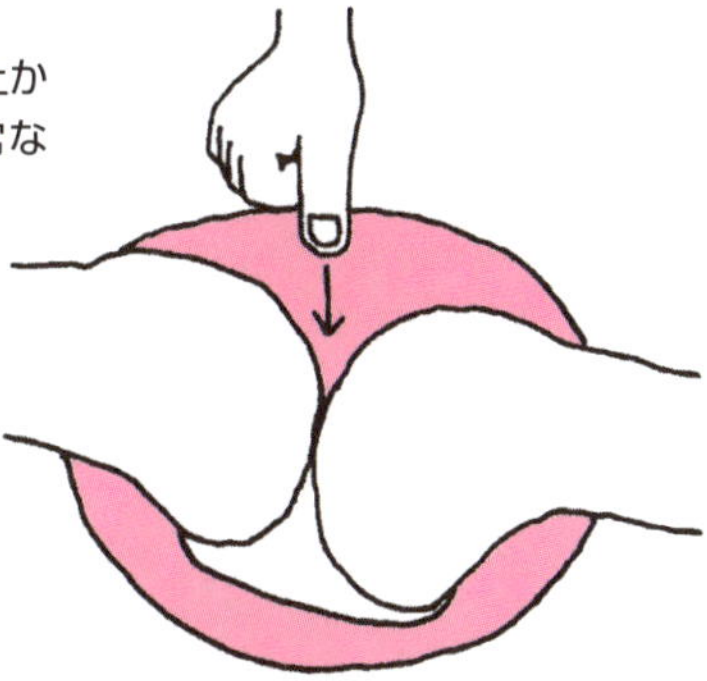

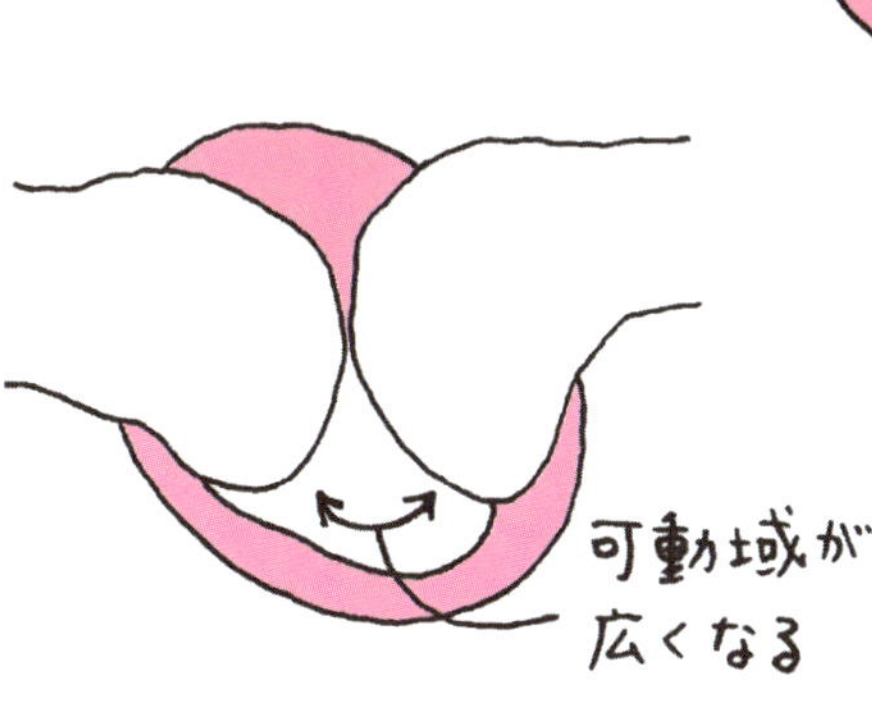

3

関節のひっかかりが解消され、なめらかな動きを取り戻す。

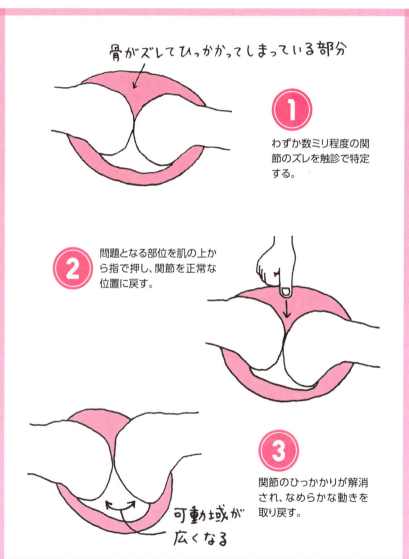

いちばんのポイントは骨盤の仙腸関節

ひっかかりなどの異常が起きやすい関節は、ある程度決まっています。

まず、体の重みがかかる荷重関節は要注意。頸椎《けいつい》、腰椎《ようつい》、骨盤、股関節《こかんせつ》、ひざ関節、足首の関節などは、体の荷重がまともにかかってくるため、しばしば異常が起こりやすいのです。それと、関節のひっかかりは、〝動きの大きな関節〟よりも〝動きの小さな関節〟に起きやすい傾向があります。動きが小さい関節だと、ひっかかりが生じても気づかないことが多く、異常をこじらせてしまうことが少なくないのです。

そんな荷重関節の中でも、とくに動きが小さく、非常にひっかかりやすい関節があるのです。

それが、骨盤の仙腸関節《せんちょうかんせつ》。

骨盤は1枚の大きな骨ではなく、腸骨《ちょうこつ》、仙《せん》骨《こつ》、坐骨《ざこつ》などのいくつもの骨が組み合わさって構成されています。仙腸関節は、骨盤中央の仙骨と、両脇の腸骨との間にある縦長の関節。その関節部分が前後左右に数ミリほど動くのです。

わずか数ミリの可動域とはいえ、この動きは体にとってとても重要な役割を果たしています。というのもこの関節は、体の重みや外部からの衝撃をやわらかに吸収して受け止めるクッションのような役割を担っているのです。

この部分のクッション機能が正常に働いていれば、腰椎やひざ関節など、他の関節にかかってくる荷重や衝撃の負担はかなり軽減されます。反対に、仙腸関節にひっかかりが生じてクッション機能が低下すれば、他の関節が背負い込む負担が増大し、トラブルのもとになってしまう可能性があります。

骨盤の構造&仙腸関節の位置

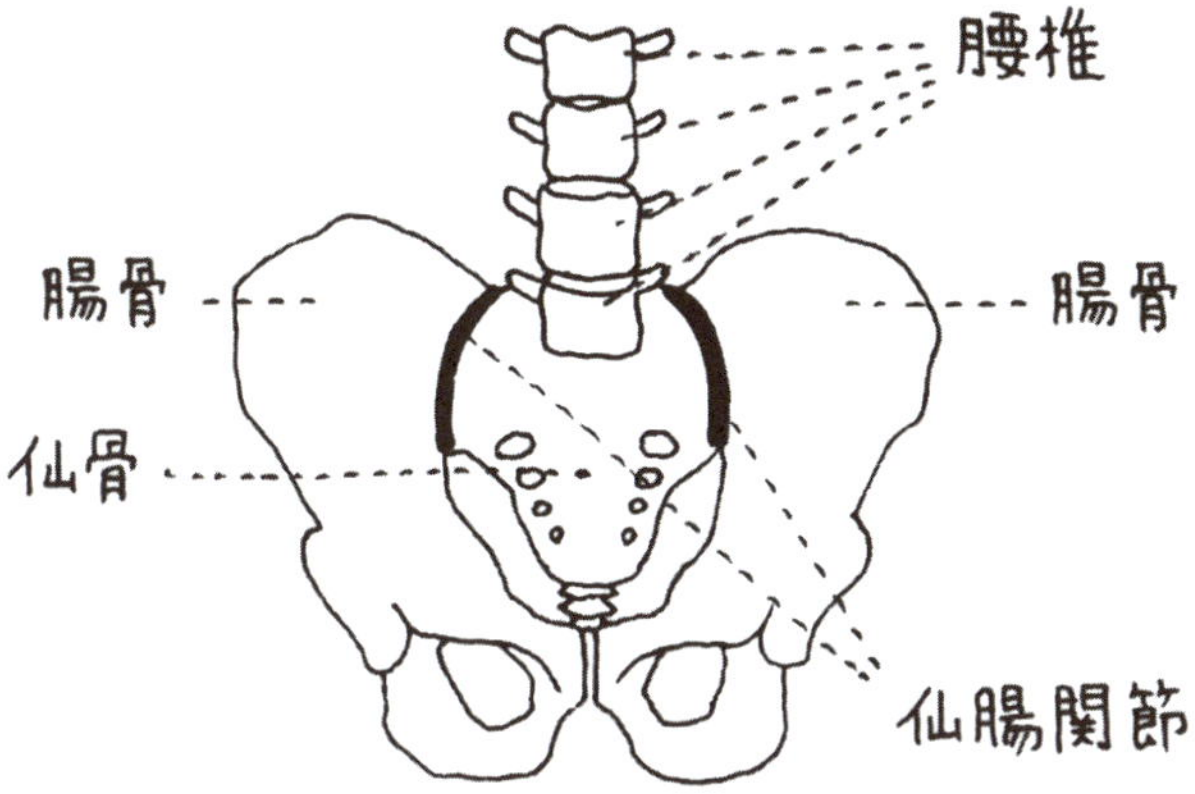

体中の関節を動かすためのカギ

すなわち、仙腸関節という〝小さな歯車〟にひっかかりが生じると、他の大きな歯車にてきめんに悪影響が及んでしまうのです。ここは、体中の関節の動きのカギを握るもっとも重要なポイントと言っていいでしょう。

このため、普段の治療でも、仙腸関節のひっかかりを関節包内矯正でとることが、私のメインの仕事になっています。

Point

〝仙腸関節〟がもっとも異常が起こりやすい関節。ここが体中の関節の動きのカギを握るポイントになる。

仙腸関節はどうしてひっかかってしまうのか？

仙腸関節は非常にひっかかりやすく、機能異常を起こしやすい関節です。ひっかかっているのに気づかず、知らず知らずのうちに状態を悪化させてしまっている人も少なくありません。

では、ひっかかりが生じる原因は何か？

いちばんの原因は、〝長時間座っていること〟です。最近は、パソコンで仕事をするのが当たり前になり、とても多くの人が長時間のデスクワークを強《し》いられています。ずっと同じ姿勢で座り続けていれば、その間上半身の重みが仙腸関節にかかり続けることになります。だから、ひっかかりなどの異常が起こりやすくなるのです。

とりわけ、前かがみの姿勢をとっていると、骨盤が斜めに寝てしまうため、いっそう仙腸関節トラブルを引き起こしやすくなります。長時間の車の運転や手作業など、前かがみの姿勢をとることが多い人は要注意です。

日本人の8割は仙腸関節が不調

また、デスクワークや前かがみの姿勢に縁がなくとも、仙腸関節がひっかかってしまうこともあります。

たとえば、スポーツや事故などで衝撃を受けたとき。なかでも強く尻もちをついたときが危なく、スキーやスノーボードなどで転んでひっかかりができてしまうケースが目立ちます。また、自転車にお尻が痛くなるくらい長く乗る人も要注意。サドルで仙骨が圧迫される格好になるため、仙腸関節がずれて、ひっかかりやすくなるのです。さらに、子供がよくやる『体育座り』も、仙骨が押し込まれるため、習慣にするのはおすすめできません。

それと、女性に多いのが、出産を機にひっ

仙腸関節がひっかかってしまう主な原因

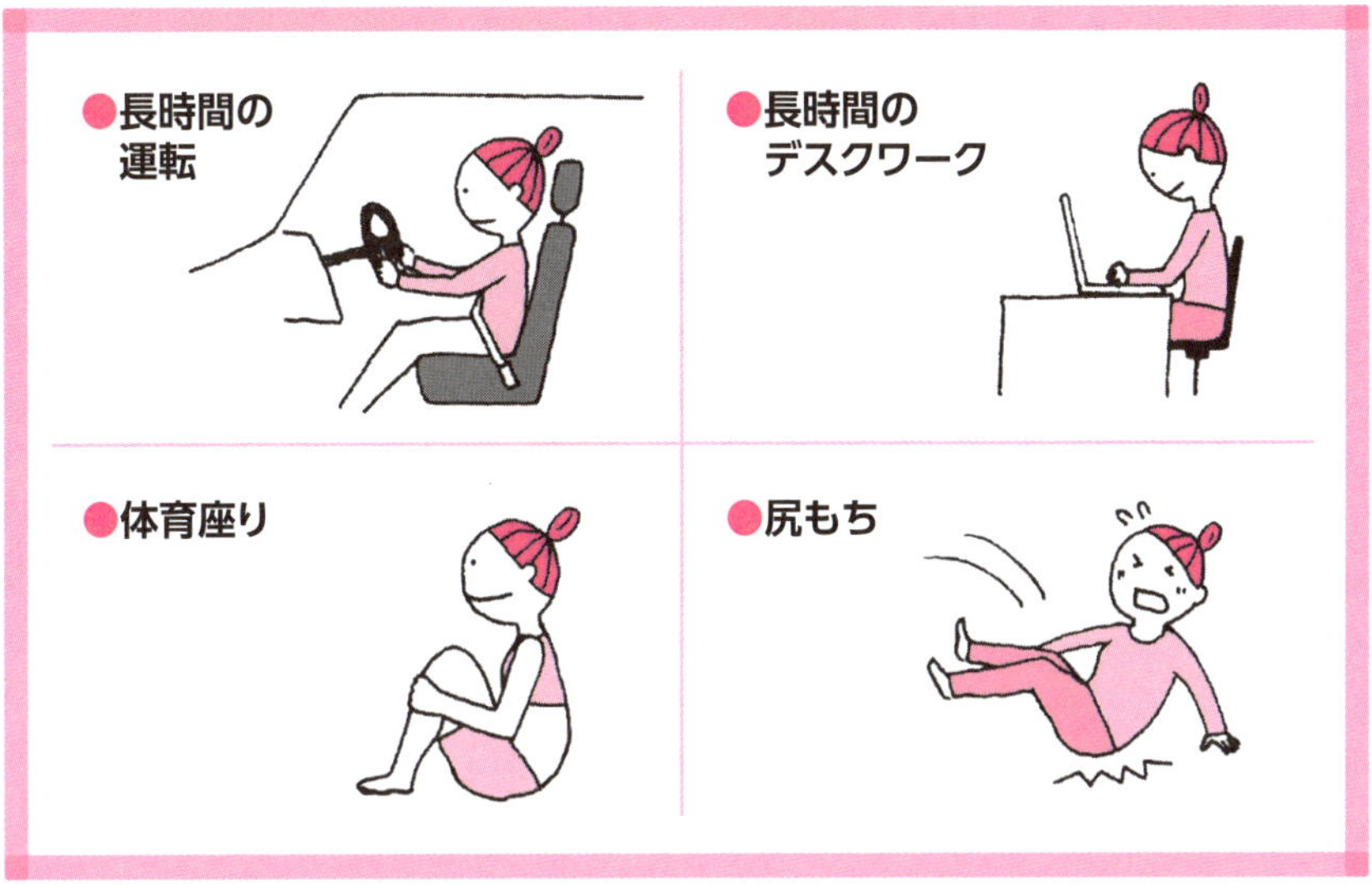
●長時間の運転
●長時間のデスクワーク
●体育座り
●尻もち

かかってしまうケース。分娩時に仙腸関節は大きく広がりますが、元の位置に戻る際にずれてしまうのです。ただし、この場合、もともとひっかかりがあったのが分娩を機にとれることもあります。

　このように、もろもろの原因から仙腸関節にひっかかりを持っている人は多いと見られます。私は、日本人の8割方は、仙腸関節に不調を抱えているとさえ見ているのです。

Point

長時間座っていることが仙腸関節のひっかかりを生んでしまう。日本人のほとんどに不調がある。

関節の痛みがとれるだけでなく、うれしい健康効果も

1 血行がよくなる

仙腸関節には、上半身と下半身を結ぶ血管が集中しています。また、歩くたびに微妙に関節部が動くことで、下半身へ血液を送るポンプのような役割を果たしています。

ところが、仙腸関節にひっかかりがあると、血管が圧迫されるうえ、関節のポンプも十分に機能しません。おのずと、下半身の血行が停滞することになってしまいます。このため、関節包内矯正でひっかかりを解消すると、血行が一気に回復するのです。

2 体温が上昇し、冷え体質が治る

関節包内矯正をしていると、治療中多くの患者さんが「体がポカポカしてきた」とおっしゃいます。血行がいっせいに回復して、体のすみずみまで血が通うために、体温が上昇するのです。なかには、玉のような汗を吹き出す患者さんもいらっしゃいます。当然、冷え体質の悩みなど、一気に解消してしまいます。

3 生理痛・生理不順の改善

血行がよくなって体温が上がると、子宮や卵巣の調子もよくなるのでしょう。性周期リズムが整い、生理痛や生理不順の悩みが解消されたという患者さんが数多くいらっしゃいます。なかには、不妊に悩まれていた患者さんが、赤ちゃんに恵まれたケースもあります。

4 胃腸の調子がよくなる

体温が上がり、血の巡りもよくなれば、内臓も活発に動くもの。胃や腸の調子もよくなって、胃弱・むかつき・吐き気・食欲不振・下痢などの悩みが解消されたという方も大勢いらっしゃいます。

5 便秘が解消する

腸のぜん動運動が活発になるためか、便秘が解消したという声もよく聞きます。また、肌荒れやニキビ、吹き出物などの悩みが解消したという方もいらっしゃいます。

6 無駄な脂肪が落ちる

仙腸関節がスムーズに動くようになると、関節の可動域が広がって、腸腰筋《ちょうようきん》などの体の深部にある筋肉がよく使われることになります。すると、筋肉による熱産生能力が向上して代謝がアップ。おなか回りの脂肪が燃やされることになります。結果、無駄な脂肪が落ちて、ダイエットになるのです。

7 運動能力が向上する

仙腸関節の動きがよくなると、骨盤の可動域が広がり、運動のパフォーマンスが飛躍的にアップします。どんなスポーツでも、腰の動きは〝要〟になるもの。仙腸関節の動きがよくなれば、腰の動きがよくなり、体全体の動きがよくなるのです。

自分でできる『腰の簡易版・関節包内矯正』

「痛みを少しでもやわらげるため、自分の力で関節のひっかかりをとったり、関節をゆるめたりすることはできないのか」――私はかなり以前より、多数の患者さんからこうしたリクエストをいただいていました。その声にお応えして編み出したのが『簡易版・関節包内矯正』です。

腰の簡易版・関節包内矯正は、硬式テニスボールを使用します。いろいろ試行錯誤した結果、硬式テニスボールの大きさや硬さ、弾力性が関節刺激にいちばん適しているのです。

試してみたい方は、3個のボールをご用意ください。そのうち2個はくっつけて〝腰用〟に、残った1個は〝サポート用〟に使用します。〝腰用〟の2個は、左の図のように、上下左右にずれないよう、ガムテープなどで固定します。

これで準備はすべて完了。あとは、30ページからの腰の簡易版・関節包内矯正のやり方に従ってください。

将来も痛みに悩まされないために

腰の簡易版・関節包内矯正を行なうのは、朝晩の2回が基本。毎日の習慣にすれば、固まったりひっかかったりしていた関節が徐々に柔軟性を取り戻し、だんだん本来の動きができるようになります。

みなさんの悩みの種の痛みやこりも、着実に軽減されていくはず。軽症段階の腰痛であれば、これだけで治ってしまう場合もあります。

また、「とりあえず、今は痛くない」という人も、予防のために腰の簡易版・関節包内矯正を行なうことをおすすめします。

普段から関節をケアすることは、年をとっ

●腰用

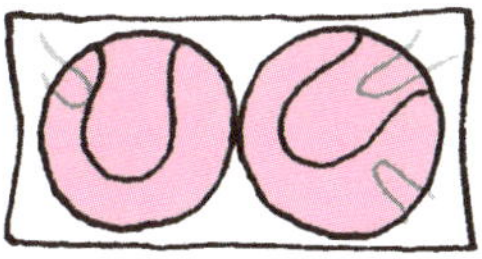

硬式テニスボール2個をぴったりくっつけて、ガムテープなどで固定する。

●サポート用

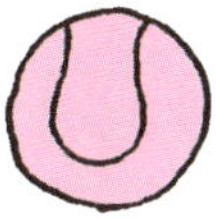

硬式テニスボール1個。仙腸関節の位置を見つけるのに使用する。

てからも元気に動ける体をつくるための投資のようなもの。

今のうちから腰の重要関節をやわらかくしておけば、10年後、20年後の将来、痛みで悩まされずに済むでしょう。

それに、関節が軽やかに動けば、フットワークも軽くなり、心も体もはずんでくるもの。日々の関節ケアは、より若々しい体をキープするだけでなく、その人の毎日の暮らしを充実させることにつながるものなのです。

Point

使用するテニスボールは3つだけ。朝晩2回のセルフケアで体の痛みが劇的になくなる。

『腰の簡易版・関節包内矯正』をやってみよう

『腰の簡易版・関節包内矯正』は、骨盤の仙腸関節をゆるめるエクササイズです。

まず、前のページでご説明した〝2個のテニスボールをくっつけたもの〟をお尻の仙腸関節の位置に当てます。そして、ボールを当てたまま、畳やフローリングなどの硬くて平らな床の上に仰向《あおむ》けに寝そべってください。この際、枕は使ってはいけません。

きっと、腰と床に挟まれたボールの弾力によって、イタ気持ちいいような刺激が感じられるはず。痛すぎる場合は両ひざを曲げてもかまいません。その姿勢のままで1~3分間リラックスしていてください。

矯正はこれで終了です。朝晩の習慣にしていれば、着実に仙腸関節がゆるみます。関節の可動域が広がってくれれば、腰椎や腰の筋肉にかかる負担が軽減され、腰の痛みやこりなどがとれてくるはずです。

なお、矯正を行なう際は、ベッドや布団の上ではなく、必ず硬い床の上で行なうようにしてください。また、やりすぎは禁物。1回の矯正は長くても3分以内、1日に行なう回数も3回以内にしてください。

それと、仙腸関節の位置を間違えないようにしましょう。仙腸関節を探すには、まずお尻の割れ目の上にある尾骨《びこつ》のでっぱりを見つけ、（サポート用に残してある）1個のテニスボールを尾骨に当てます。その上に2個のテニスボールをセットすれば、2個のボールが仙腸関節にピンポイントで当たる、ちょうどいい位置にくるはずです。

Point

日頃からのケアが、10年後、20年後に痛みに悩まされることを予防する。ただし、やりすぎは禁物。

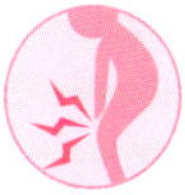

自分でできる
腰の簡易版・関節包内矯正

1 2個くっつけたテニスボールとサポート用の1個のテニスボールを用意する。

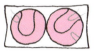

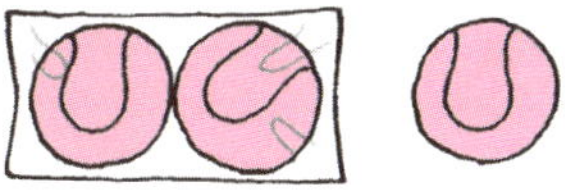

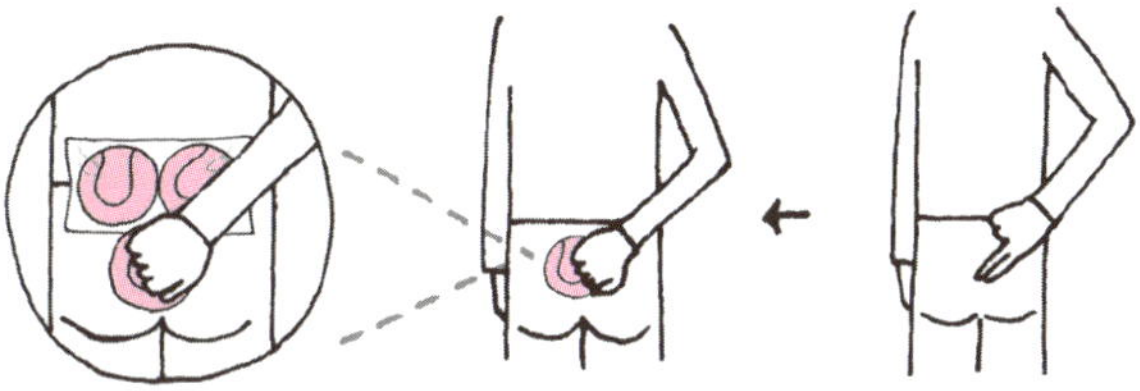

2 仙腸関節の位置を探す。まず、指先で尾骨の位置を探り、テニスボールを1個あてがう。その上に2個のテニスボールをセットすれば、仙腸関節に当たる。尾骨の位置に当てた1個のボールは外す。

3 畳やフローリングなど、平らで硬い床に座り、仙腸関節の位置にボールをあてがう。

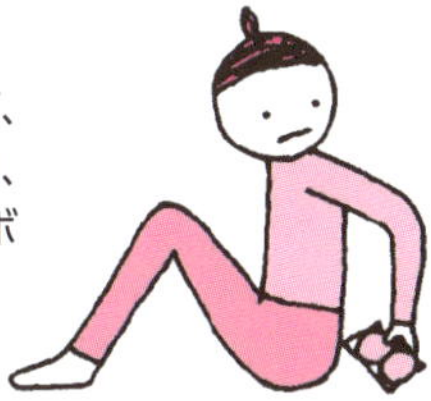

4 テニスボールの位置がずれないよう注意しながら、仰向けに。枕は使わず、リラックスして1〜3分間この姿勢をキープ。痛すぎる場合は両ひざを曲げる。

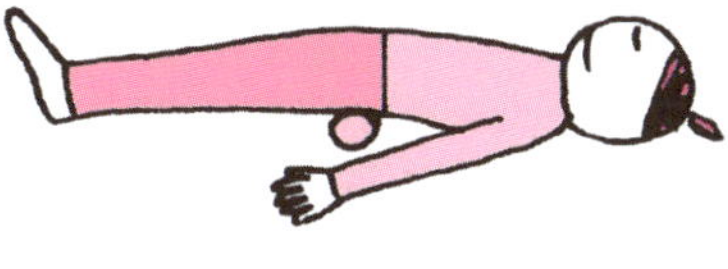

『ひざの簡易版・関節包内矯正』をやってみよう

『ひざの簡易版・関節包内矯正』は、ひざ関節の可動域を広げるエクササイズです。

ひざが痛くなったり、曲げ伸ばしがしづらくなったりするのは、ひざ関節の隙間《すきま》が狭くなって、動く範囲が制限されてきたため。だから、狭くなってきた関節の隙間をできるだけ押し広げるようなエクササイズをするといいのです。

この矯正で使用するのは、テニスボール1個。片方の足を上げてテニスボールをひざの裏の奥のほうで挟みます。そのまま仰向けになり、両手で足を抱え込むようにしながらテニスボールをつぶすような要領で、ひざをギューッと曲げていきます。その後、徐々に力を加えていきましょう。

ひざ裏が「イタ気持ちいい」と感じるくらいのポイントにきたら、そこで30秒間キープ。これを左右の足で1回ずつ行なって、矯正終了です。行なうのは、左右1セットを1日3回までにしてください。

朝晩の習慣にすれば、徐々にひざの硬さがとれ、可動域が回復して痛みなどがラクになってくるはずです。ひざのバランス改善にもつながるので、O脚やX脚の矯正にも役立ちます。また、ひざ痛を抱えている人には腰に問題がある人も多いので、『腰の簡易版・関節包内矯正』も一緒に行なうようにするといいでしょう。

腰、ひざを両方やったとしても、5分程度しかかからないはず。ぜひみなさん、これらの関節ケアを習慣化してみてください。

Point

腰の簡易版・関節包内矯正と一緒に行なうことで、効果は倍増。朝晩の習慣にして、関節をケアしよう。

自分でできる ひざの簡易版・関節包内矯正

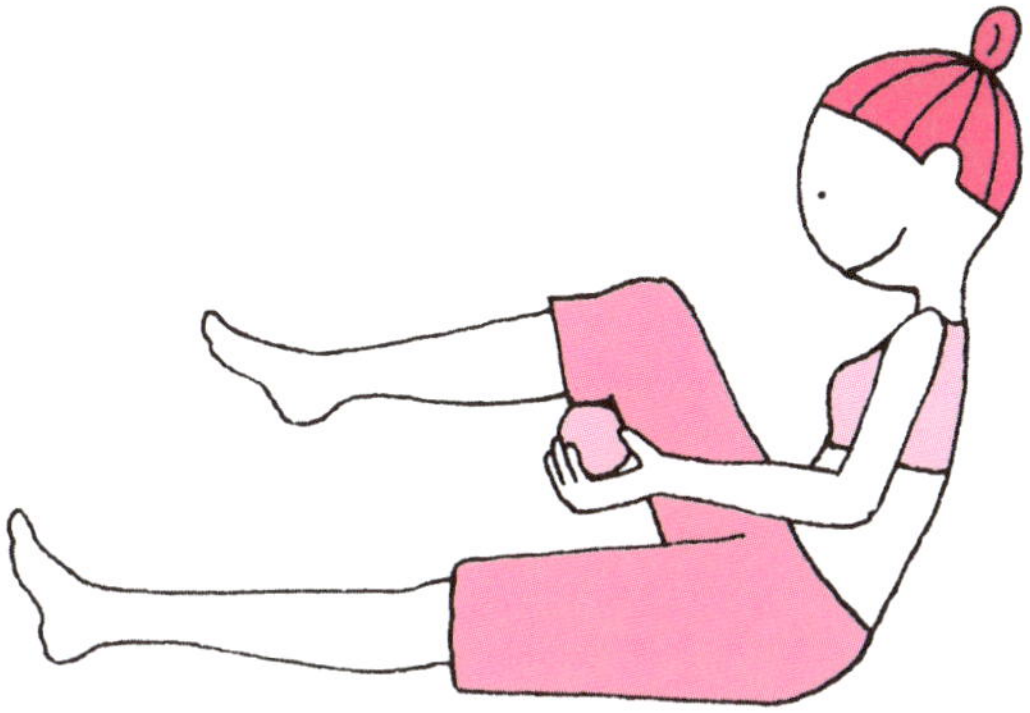

1 片方の足を上げ、ひざの裏部分にテニスボール1個を挟む。ボールは、ひざ裏の奥に当たるようにする。

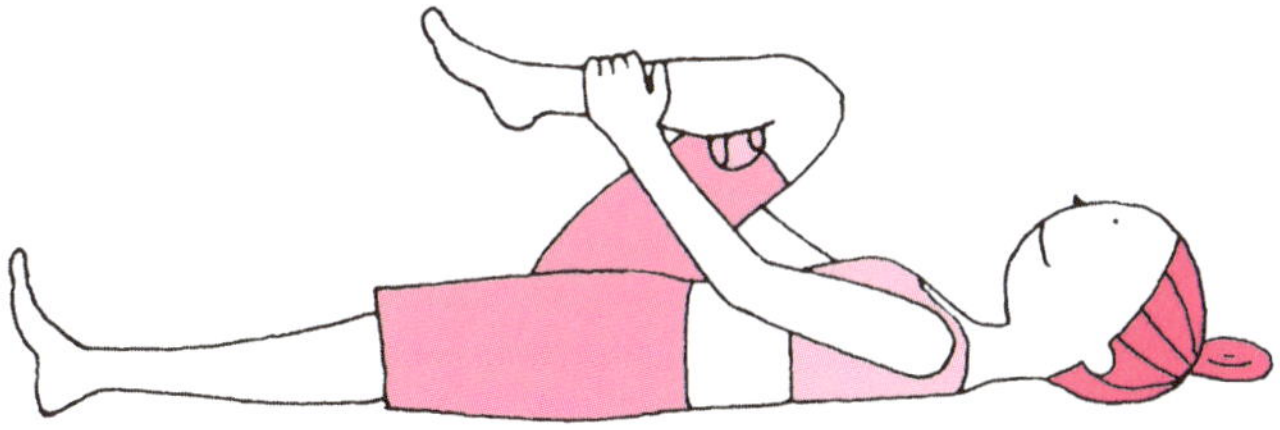

2 そのまま仰向けになり、両手で足を抱え込むようにしながら挟んだボールを押しつぶすようにひざを曲げる。そして、徐々に力を入れていき、「イタ気持ちいい」と感じるところで30秒キープする。

Part 2

ひざ痛は99%完治する

ひざには体重の3〜8倍の重みがかかっている

二足歩行をする人間にとって、ひざはもっとも荷重負担がかかりやすい関節です。みなさんは普通に平地を歩いているとき、ひざにどれくらい負担がかかっているかご存じでしょうか。

正解は、体重の3〜8倍。走ったりジャンプしたりすれば、もっと大きな負担がかかることになります。日頃、ひざがいかに重要責務を果たしているかがおわかりいただけるのではないでしょうか。

こうした重い負担がのしかかっていても、ひざの関節が無事に動き続けていられるのは、そのクッション機能が正常に働いているからです。

ひざ関節内の大腿骨《だいたいこつ》と脛骨《けいこつ》は、骨同士がぶつかり合わないよう厚い軟骨で覆われています。また、それらの骨の間には、半月板が前後に挟まって、緩衝材《かんしょうざい》のような役割を果たしています。

これらの軟骨組織が荷重負担や衝撃をやわらげるためのクッションとなっているからこそ、体重の何倍もの重みにも耐えることができているわけです。

クッション機能をいかに守るか

しかし、これらの軟骨組織は、長い年月こすれ合ったり衝撃を受け止めたりするうちに次第に摩耗してしまいます。しかも、いったん磨り減ってしまうと修復されません。そのため、だんだんクッション機能が衰えていってしまうのです。

すると、どうなるでしょう。

そう。ひざの関節に体重の重みや衝撃がまともにかかってくるため、関節の隙間が次第に狭くなってきます。さらに、狭くなった関節内では、動作をするたびに軟骨や骨同士が

ひざの構造

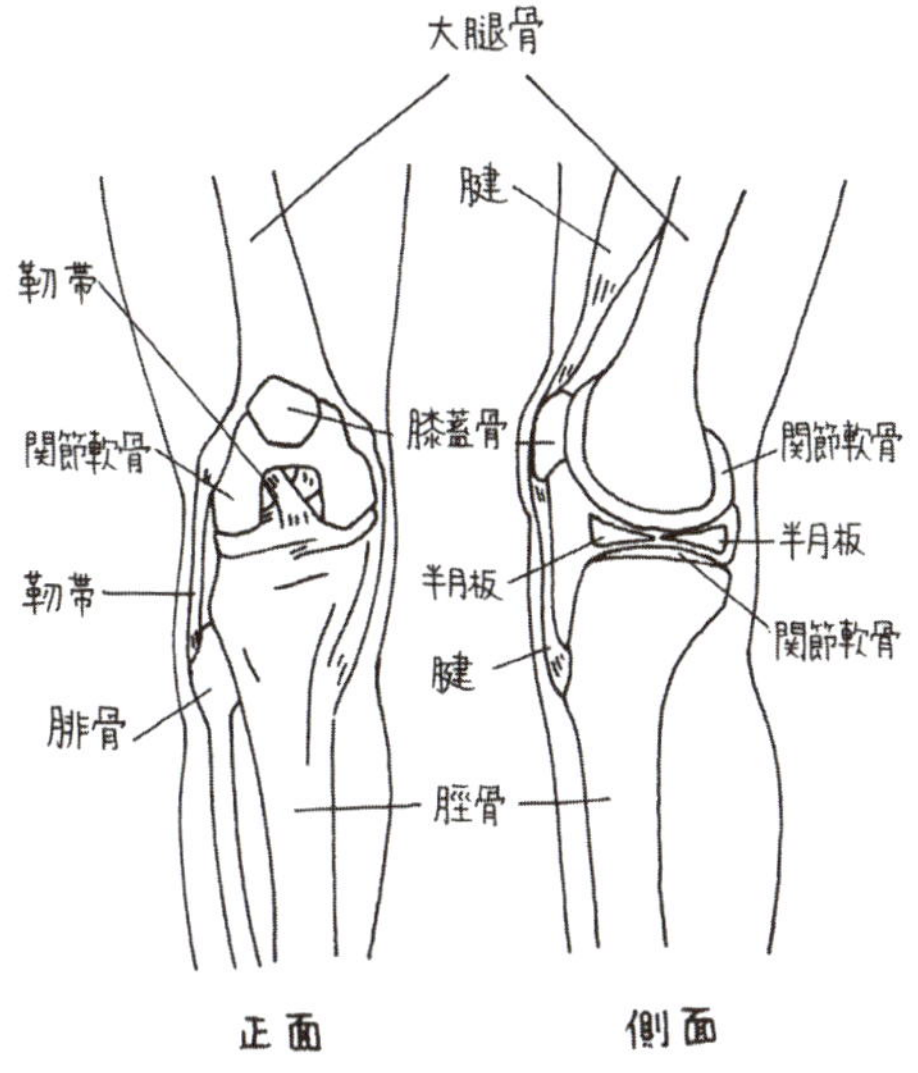

互いにぶつかり合うようになります。

これが痛みや腫れなどの症状をもたらすことになるのです。

ひざの代表的トラブルである『変形性ひざ関節症』は、おおよそ、このような状況から発生します。

カギとなるのは、ひざ関節のクッション機能。ひざ痛になるか、ならないかは、このクッション機能をいかにキープできるかにかかっているといっていいのです。

Point

ひざが痛くなってきたら、ひざ関節のクッション機能低下を疑え。

長年の運動不足によってひざの内側の筋肉が衰える

『変形性ひざ関節症』では、長年の運動不足からくる足の筋力低下が、症状を進ませる大きな原因になっているケースが少なくありません。その典型的な流れをご紹介しておきましょう。

足の筋力低下でとりわけ影響が大きいのは、大腿四頭筋《だいたいしとうきん》の『内側広筋《ないそくこうきん》』という、ひざの内側の筋肉。この筋肉は普段の生活では使われる機会が少なく、日頃から体を動かしていないと、いつのまにか筋力低下が進んでしまいやすいのです。

内側広筋が衰えてくると、ひざの外側の筋力に比べて内側の筋力が弱くなるため、ひざ関節が徐々に外側にひっぱられるような格好になってきます。そして、これによって進むのがO脚です。内側を支持する力が衰えてきたために、自然にひざが外へ外へと開いていってしまうわけです。すると、ひざ関節内でもトラブルが生じやすくなります。関節が内側に傾き、内側だけが一方的に狭くなって、軟骨や骨同士がぶつかりやすくなるのです。関節の内側で軟骨がぶつかり合えば、軟骨の摩耗が進み、関節のクッション機能が大きく低下してしまいます。当然、痛みなどのトラブルも起こりやすくなるでしょう。

ひざ痛持ちの人の大多数はこのパターンをたどっています。ですから、O脚が気になっている方や、運動不足で足の筋力低下が気になっている方は、早めにひざ痛予防に取り組むほうがいいのです。

Point

O脚、運動不足の人は注意!
ひざの内側の筋肉が衰え、様々なトラブルを起こす原因に。

ひざ痛が起こる流れ

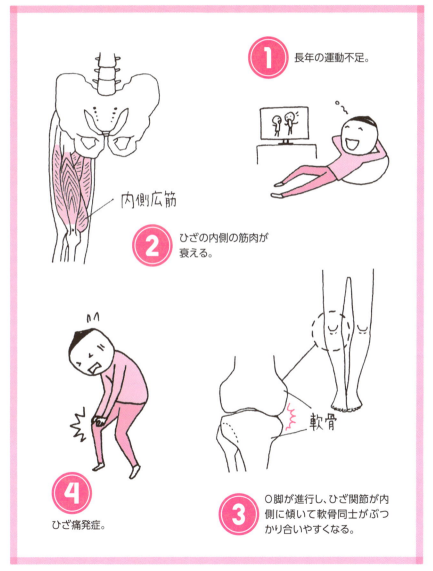

1 長年の運動不足。

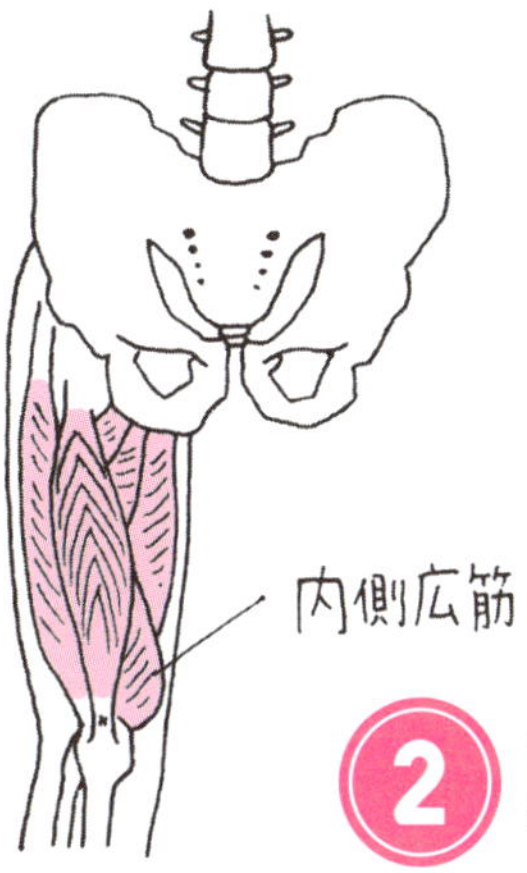

2 ひざの内側の筋肉が衰える。

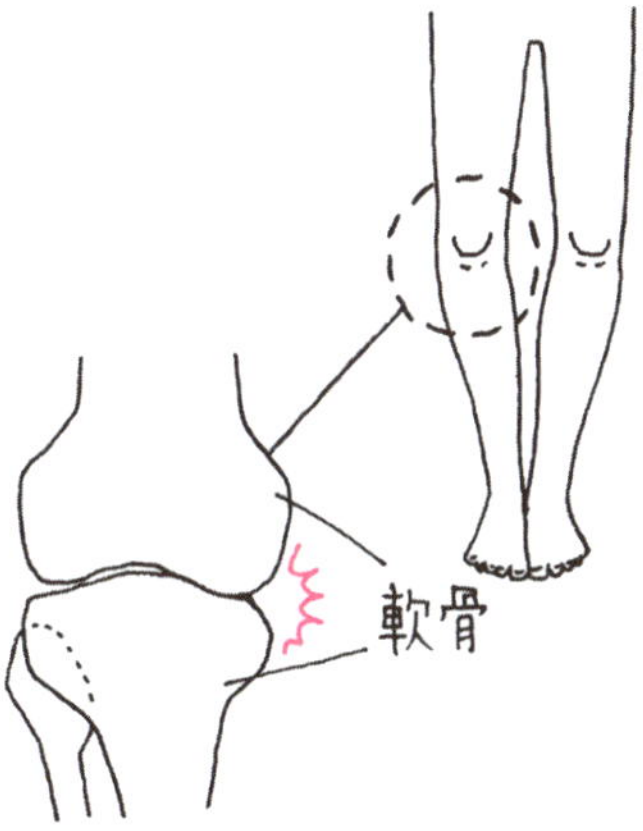

3 O脚が進行し、ひざ関節が内側に傾いて軟骨同士がぶつかり合いやすくなる。

4 ひざ痛発症。

変形性ひざ関節症の5段階プロセス

『変形性ひざ関節症』は、数年から十数年という長い年月をかけて段階的に悪化していきます。一般に、痛みなどの不調を訴えはじめるのは50歳を過ぎたあたりからであることが多いのですが、その〝トラブルの種〟は、ずっと前の若い頃に蒔《ま》かれていることになります。その〝悪化のプロセス〟を順に説明しましょう。

◎半月板損傷期

半月板はひざ関節の前後に緩衝材のように挟まっているクッション。変形性ひざ関節症の人は、かなり早い段階でここに軽度の損傷を起こしていることがわかっています。ひざに〝無理にねじるような動き〟が加わった際、半月板が水平状に2枚に割れてしまうケースが多いのです。

では、どんなときに痛めやすいのか。スポーツや転倒などで痛めることもありますが、もっとも多いのは〝日常生活でのひざをねじる動き〟です。たとえば、台所などの狭い場所に立っている際、ひざを正面に向けたまま、上半身だけをひねって後方の物を取ることがないでしょうか。こういう〝ねじる動き〟の積み重ねが、半月板に非常に大きな負担をかけることになるのです。

ちなみに、半月板に損傷がある場合、ひざをねじった際にピリピリとした痛みが走ることがよくあります。それは、左の『マックマレーテスト』でもチェックすることができます。このテストをやって痛みが走るなら、すでに半月板に損傷がある可能性大です。

◎前期

ひざ関節内で骨の軟骨が摩擦し合うようになると、次第に軟骨が変性して衝撃吸収力が低下してきます。すると、ひざの内側にチクチクとした痛みを感じたり、動きにぎこちな

ひざを痛めやすい動き

ひざを正面に向けたまま、
上半身だけひねる。

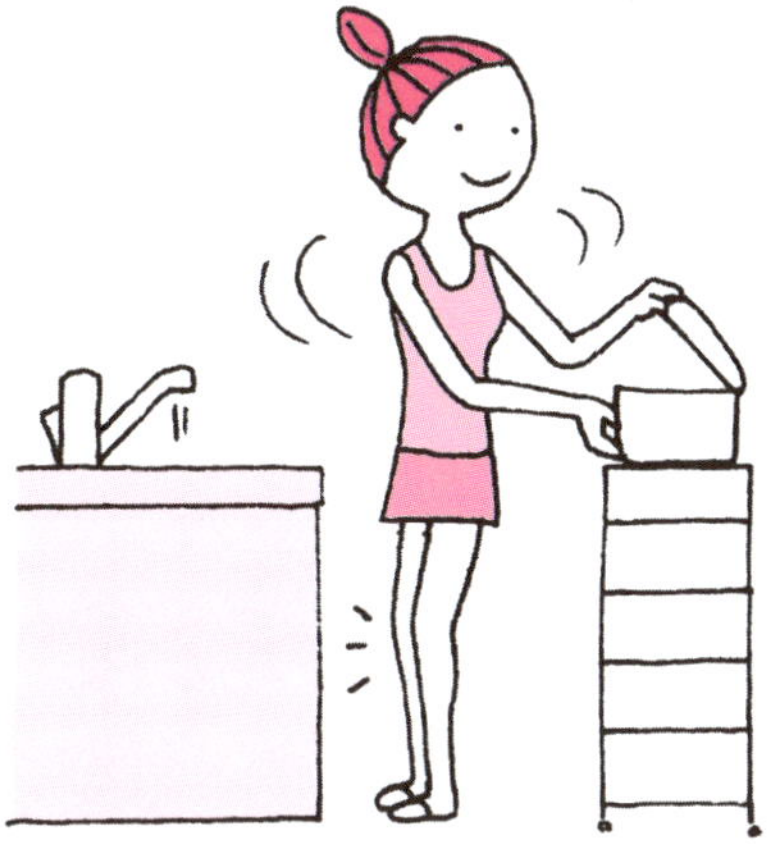

マックマレーテスト
(半月板損傷チェック法)

●内側半月板のテスト

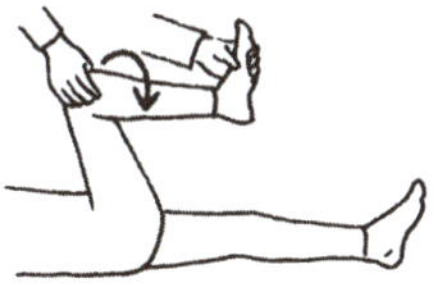

→

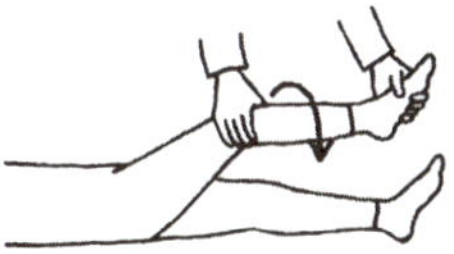

ひざを曲げた状態で、足首を外側に回しながら伸ばす。

●外側半月板のテスト

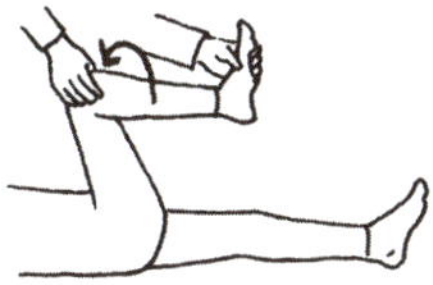

→

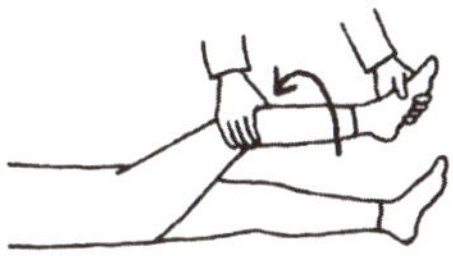

ひざを曲げた状態で、足首を内側に回しながら伸ばす。

さを感じたりすることが多くなります。これが『前期』の典型症状。最初のうちは〝痛む時期〟と〝痛まない時期〟が繰り返されることが多く、放置しているとだんだん痛む時期が長くなり、痛みの程度も増してきます。

◎初期

『初期』に入ると軟骨の変性が進み、『骨《こつ》棘《きょく》』や『骨堤《こってい》』と呼ばれる骨の変形が見られるようになります。また、荷重負担がかかるたびにひざ関節が痛むようになり、「階段の上り下りがつらい」「椅子から立つときや歩きはじめがつらい」といった特定の動作で痛むことが多くなります。また、ひざが腫れたり、ひざに水がたまったりといった炎症症状が現れるのも、この時期の大きな特徴です。

◎進行期

関節の衝撃吸収力がいっそう弱まり、普通に歩くだけでもひざが痛むようになるのが『進行期』です。なお、この時期はO脚がひどくなり、ひざが曲がってくるため、歩くたびに上体が左右に揺れるようになります。日常生活に支障をきたすことも多く、放置していると、症状が一気に加速してしまいます。

◎末期

『末期』になると、安静にしていてもひざに痛みを感じることが多く、杖をつかないと歩けなくなってきます。軟骨が完全に摩耗してしまい、骨同士が直《じか》にぶつかり合うために、ほんの少し動くだけでも痛むのです。もうこの段階では、関節が関節の役割を果たせなくなっていると言っていいでしょう。

Point

変形性ひざ関節症はひざをねじる動きで起こりやすくなる。日常の動作の見直しを。

変形性ひざ関節症の進行度と症状の関係

●前期

ひざの内側がチクチク痛む

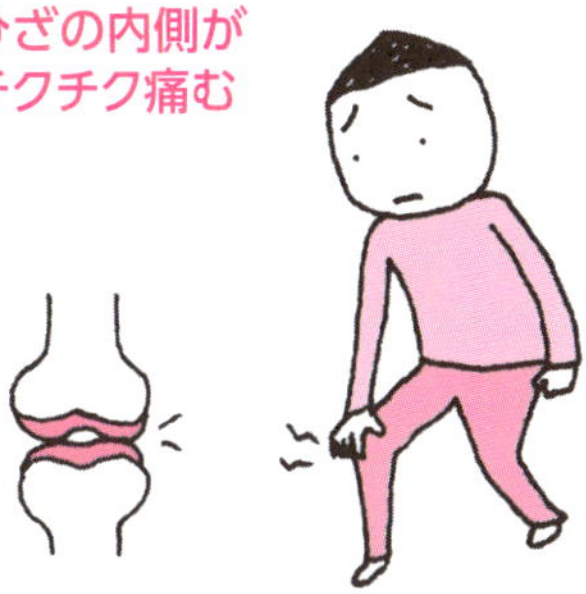

前期は痛みの原因がわからず、放っておくことも多いが、関節軟骨が劣化をはじめている。

●初期

階段の上り下りがつらい

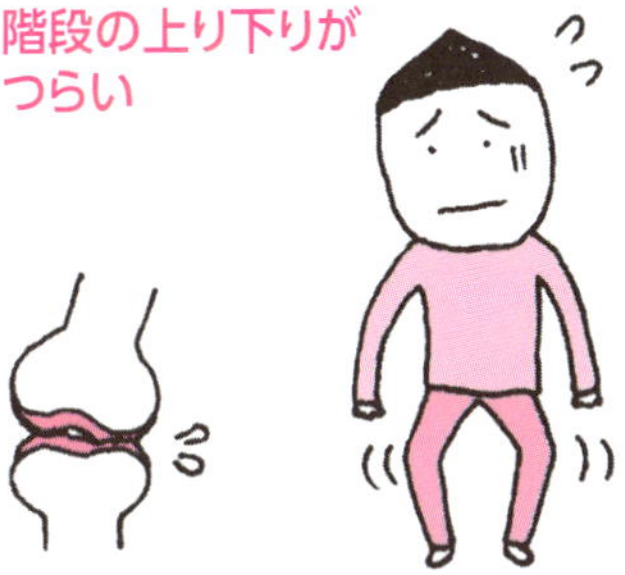

初期になると、歩くときや階段の上り下りなどで痛むことが多くなる。

●進行期

O脚が進行し、歩くと上体が左右に揺れる

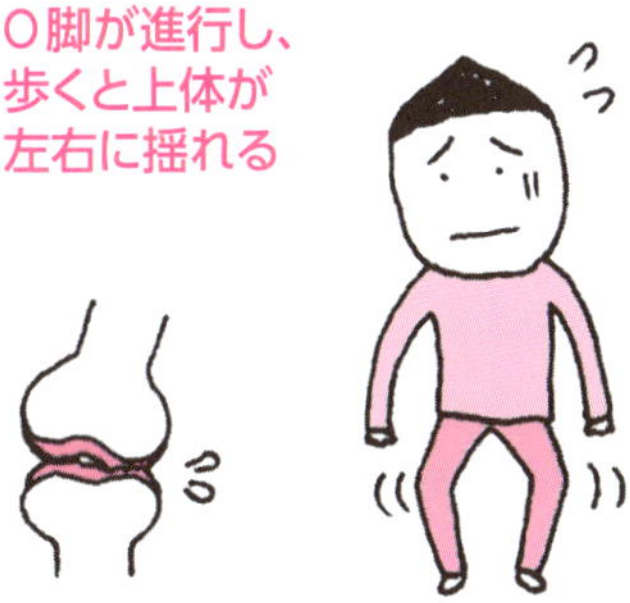

進行期は少しずつO脚になり、スポーツの続行が困難になる。日常生活にも支障が出る。

●末期

杖をつかないと歩けない

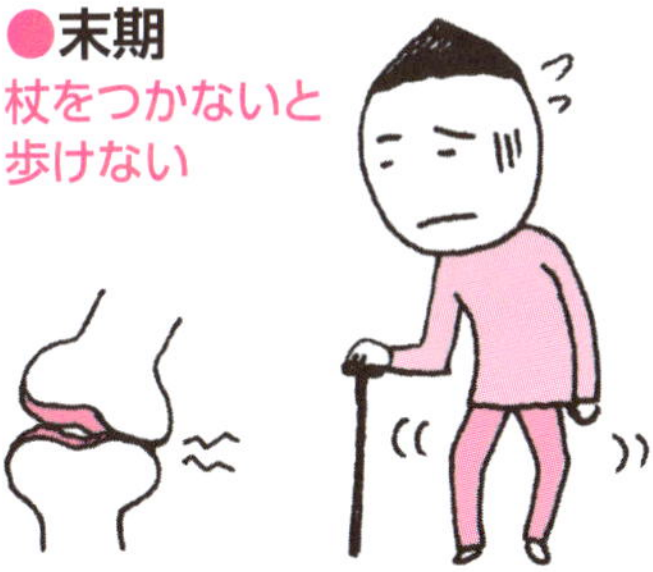

末期にはO脚などの変形や可動域の制限が目立ち、痛みが持続。杖や手すりが必要。

狭くなったひざ関節の隙間を広げてあげよう

ひざ痛は、基本的に軟骨と軟骨がぶつかるくらい関節が狭くなってしまったために引き起こされる現象。『関節腔』と呼ばれる骨と骨の間の隙間が狭くなってしまっているからいけないわけです。

では、どうすればいいのか。関節の隙間を広げてあげればいいのです。

そして、そのために多大な力を発揮するのが『関節包内矯正』。関節包内矯正はそもそもが関節をゆるめて内部の骨同士を動きやすくするメソッドですから、ひざ痛を改善させるにはもってこいなのです。

また、ひざの関節は、日頃から動かしていないと、動かなくなってきてしまうもの。これを専門的に『拘縮《こうしゅく》』と呼ぶのですが、普段あまり動かしていないと、関節組織が癒着《ゆちゃく》して固まり、次第に可動域が狭められてきてしまうのです。お年寄りに「痛くてひざが伸ばせない」「痛くて正座ができない」と訴える人が多いのも、ひざの拘縮が進んで十分に曲げ伸ばしできなくなってきたからです。

関節包内矯正は、このひざの拘縮を解消させるのにも適しています。関節を押し広げ、少しずつ動かしていくことで、癒着して固まった組織がだんだんやわらかさを取り戻すようになるのです。

それに、私どもの治療では日常生活でのひざの動かし方（後述）などもていねいにアドバイスしていますので、それを実践していただければ、着実にひざ関節の可動域が広がり、ひざの曲げ伸ばしをラクに行なうことができるようになってきます。ひざの関節は、〝広げて〟〝動かして〟治していくのが基本なのです。

ひざだけではなく、腰も診なくてはダメ

なお、私は、ひざ痛の患者さんに対しては必ず腰の治療も行なうようにしています。なぜなら、ひざ痛の人には腰痛を併発している人が多く、ほとんどの人に仙腸関節の機能異常が見られるからです。

腰とひざは連動しています。腰痛の人には、前かがみ姿勢がクセになっている人が多いもの。前かがみになると、前に傾きがちな重心を後ろへ持ってこようとするために、自動的にひざが曲がってしまうのです。すると、歩いていても、ひざが十分に伸びきらず、より荷重負担がかかって、ひざトラブルが起こりやすくなってしまいます。つまり、腰が悪くなれば、〝道連れ〟のようにひざも悪くなってくるわけです。

このため、治療の際は、ひざと腰、両方の具合を診なければなりません。それで私は、ひざ痛の患者さんには、ひざ関節と仙腸関節の両方に関節包内矯正を行なって治療するようにしているのです。

ですから、みなさんがセルフケアとして『簡易版・関節包内矯正』を行なう場合も、ひざと腰をセットにして行なうことをおすすめします。ぜひ、次のページから述べるケア習慣も身につけて、なめらかに動くひざをキープするようにしてください。

Point

腰が悪いと、ひざも悪くなる。両方のケアを行なうことが大切。

ひざの関節ケアの4つの基本を習慣にしよう

いつまでもスムーズに動くひざ関節をキープするために、私は次の4つのセルフケアを習慣にすることをおすすめしています。

①ひざと腰の『簡易版・関節包内矯正』
②お風呂でのひざの曲げ伸ばし
③前かがみのクセを直し、姿勢をよくする
④こまめによく歩く

ひとつめは『簡易版・関節包内矯正』。先の章で紹介したテニスボールによるひざと腰の矯正を、朝晩の習慣にしてください。

また、ひざの関節ケアにおいては、ふたつめのお風呂がたいへん重要です。ぜひ、浴槽内でゆっくりひざを曲げ伸ばしする習慣をつけてください。

左の図のように、〝十分にひざを伸ばしきる〟〝十分にひざを曲げきる〟という動きを何回も繰り返すのです。なお、ひざを十分に曲げるために、浴槽内で正座をするのもおすすめです。

日頃、ひざが痛い方やあまり曲がらない方も、お風呂でよく温まった状態だと、痛みを感じずに曲げ伸ばしをすることができます。毎日お風呂の中でひざを動かす習慣をつければ、次第に関節の硬さがとれ、可動域が広がってくるはずです。

ただし、熱心にやりすぎてのぼせないよう、十分にご注意ください。

さらに、3つめの姿勢の問題も大切です。とくに、前かがみの姿勢はひざに負担をかけることになるので、重心をかかとに置き、背すじを伸ばした状態でいることが大切。自分の背中に〝棒〟が入っているようなつもりで生活してみるといいでしょう。

こまめに歩いて筋肉の衰えをストップ

お風呂で行なう『ひざ曲げ伸ばし体操』

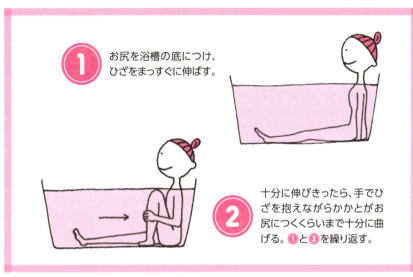

1 お尻を浴槽の底につけ、ひざをまっすぐに伸ばす。

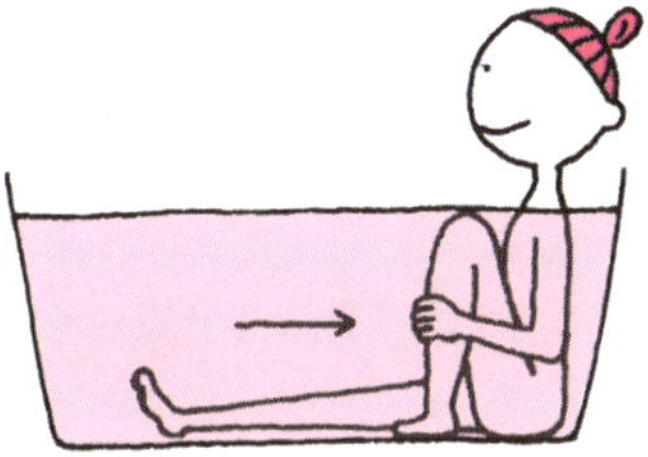

2 十分に伸びきったら、手でひざを抱えながらかかとがお尻につくくらいまで十分に曲げる。❶と❷を繰り返す。

最後の４つめは、〝こまめによく歩く〟習慣をつけること。何十分も歩くような本格的なウォーキングをする必要はありません。それよりも、「近所のスーパーに歩いていく」「用事の帰りに家まで歩いてみる」といった日常生活レベルでできるだけこまめに歩くことを目指してください。そうやってこまめに歩く機会を増やしていくほうが、運動不足の解消になります。そして、その習慣が、大腿四頭筋など、ひざの筋肉の衰えをストップさせることにつながっていくのです。

Point

お風呂での曲げ伸ばし。こまめによく歩く。ひざ痛改善のカギは、毎日のちょっとした心がけ。

ひざの痛みを悪化させないための生活習慣

ひざ痛持ちの人は、ひざを深く曲げたり伸ばしたりする動きがつらいもの。たとえば、トイレは和式よりも洋式のほうがラクですし、掃除は雑巾がけよりもモップや掃除機を使うほうがラクです。

また、生活様式は、畳などの〝床の生活〟よりも、〝椅子の生活〟を選ぶほうが痛みを感じずに済むでしょう。

ただし、ひざにラクをさせすぎるのもいけません。関節は日常的に動かしていないと動かなくなっていってしまうもの。〝痛みの少ないラクな生活〟を選ぶのはいいのですが、あまりひざ関節を甘えさせすぎないよう、〝なるべく動かす〟ことを意識しておくようにしてください。

前のページでも述べましたが、ひざ関節を甘えさせないためには、日頃から〝よく歩くこと〟がおすすめ。

「痛いから歩かない」という姿勢でいては、筋力低下は進んでしまう一方です。

痛み方は、ひざにサポーターや包帯を巻くだけでもかなり違ってきますので、多少の無理をしてでも歩くように心がけてください。

ただ、あまり最初からはりきりすぎずに、じっくりとひざを慣らしながら、少しずつ歩く時間や距離をのばしていくようにするといいでしょう。

O脚が進んでいる人は、靴の中に足の外側を高くする『足底板《そくていばん》』を入れるとグッと歩きやすくなります。これを入れると、ひざが内側に押し込まれ、関節内で軟骨同士がぶつかりにくくなるのです。

いろいろなタイプが市販されているので、自分に合った高さのものを選んで使用するといいでしょう。

さらに、ひざ痛持ちには、どんな靴を履い

て歩くかも大きなポイントです。

ハイヒールは、履きなれていない人が履くと、前傾姿勢になってひざが曲がってしまうのでおすすめできません。それに、ハイヒールを履いていると外反母趾になりやすく、ひざ痛を招く大きな原因にもなります。ひざが少しでも気になるなら、かかとの高い靴はやめておいたほうがいいでしょう。

かかとが固定されていないミュールやサンダルも、姿勢を前傾させやすく、ひざを痛めやすいのでご注意ください。

ひざのためを思うなら、かかとがしっかりホールドされた歩きやすい靴を選びましょう。

ひざは水中ウォーキングOK

ひざ痛の人には水中ウォーキングがおすすめです。水中ではひざにかかる荷重負担が少なくなるため、効率的に足の筋力をつけることができます。ただし、冷えは大敵。水中での長時間の運動は体を冷やすので、保温などのガードを十分心がけるようにしてください。

それと、日頃からひざ掛けやショールを持ち歩くなど、下半身を冷やさないような服装の心がけも大切。腰やひざに携帯用カイロを貼って温めるのもおすすめです。ひざにカイロを貼るなら、〝ひざの内側のちょっと下辺り〟に貼るようにするといいでしょう。

Point

ひざは過度にラクをさせず、なるべく動かす生活を意識する。

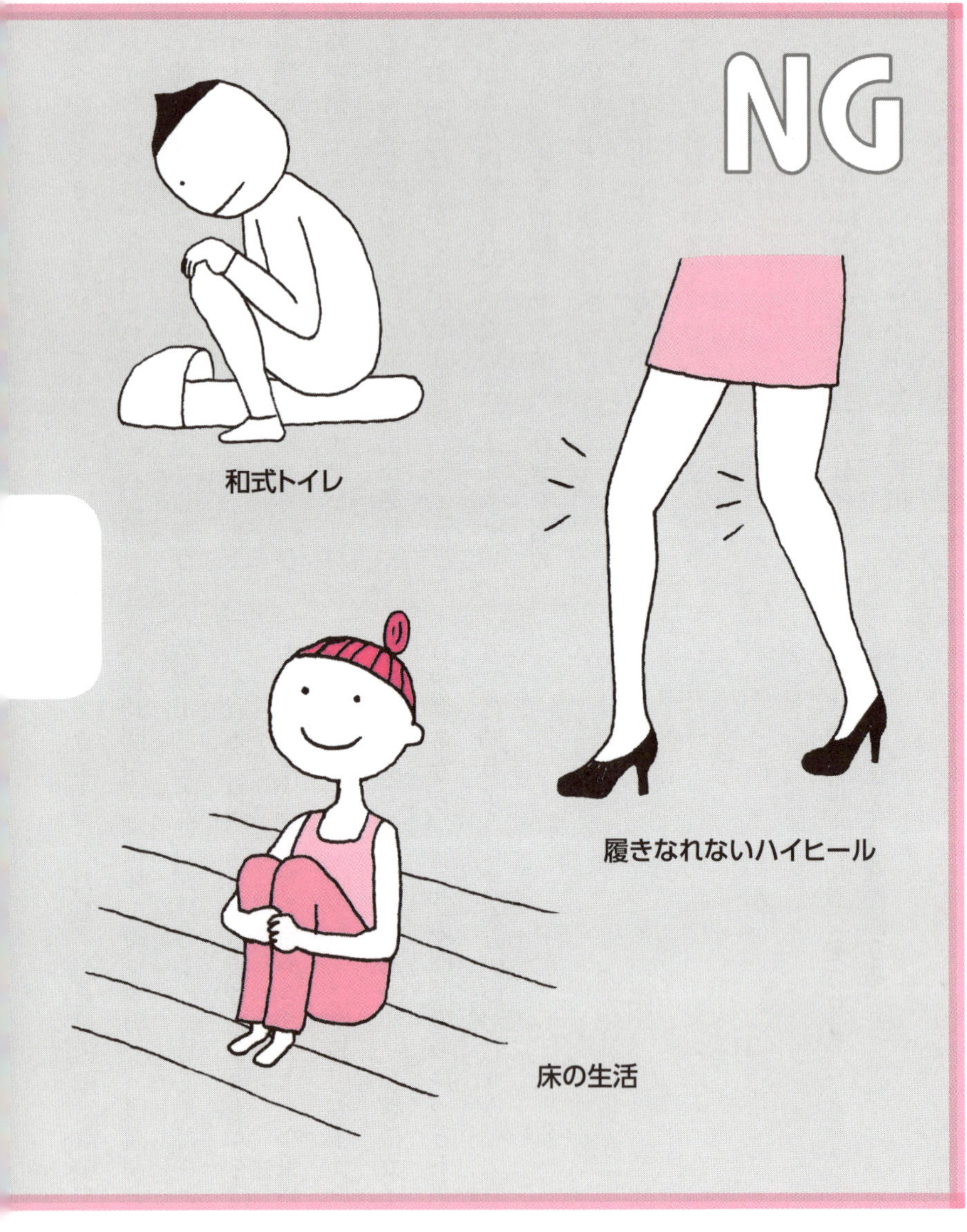
NG
和式トイレ
履きなれないハイヒール
床の生活

ひざ痛を悪化させないための生活習慣

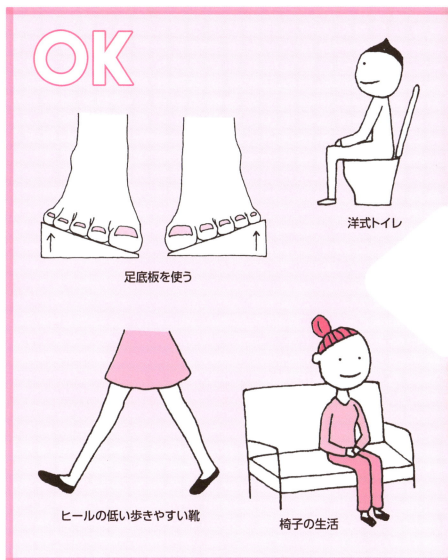

ひざ痛を防ぐ座り方のコツは?

〝座る〟となると、とたんに戸惑ってしまうひざ痛持ちの人は多いもの。

椅子に座るなら、座る際や席を立つ際に、ひざに痛みが走るくらいで済みます。問題なのは、畳などの床に直接腰を下ろすとき。ひざを曲げると痛いから正座はできない。足を伸ばしても行儀が悪い。きっと、どう座ったらいいのか、途方に暮れてしまう人も多いのではないでしょうか。

私は、床に座る際は、正座を基本にたまに足を崩すくらいが正しいと考えています。もっとも、ひざの痛みがつらいときは無理にがまんしないほうがいいでしょう。周りの人に言って足を崩させてもらったり、椅子や座布団を用意してもらったりしたほうがいいと思います。お尻の下に丸めたバスタオルなどを入れて、腰を少し高くして座るだけでもだいぶ違うはずです。

ただ、ずっとそのままではいけません。関節が固まらないよう「なるべく正座をするようにしよう」という姿勢をキープしてください。先に述べたように、『簡易版・関節包内矯正』をしたり、毎晩お風呂で曲げ伸ばしをしたりしていれば、ひざ関節は少しずつ曲がるようになってきます。

私の患者さんにも、そうした努力で正座ができるようになった方が大勢いらっしゃいます。むやみに怖がらず、立ち向かうような気持ちで正座に臨んでみてください。

『アヒル座り』はO脚防止にもおすすめ

なお、正座に疲れてきたら、左上図のような『アヒル座り』をするのもおすすめです。この座り方は、ひざ関節の外側に力が加わって〝O脚と逆の動き〟をすることになります。

アヒル座りストレッチ

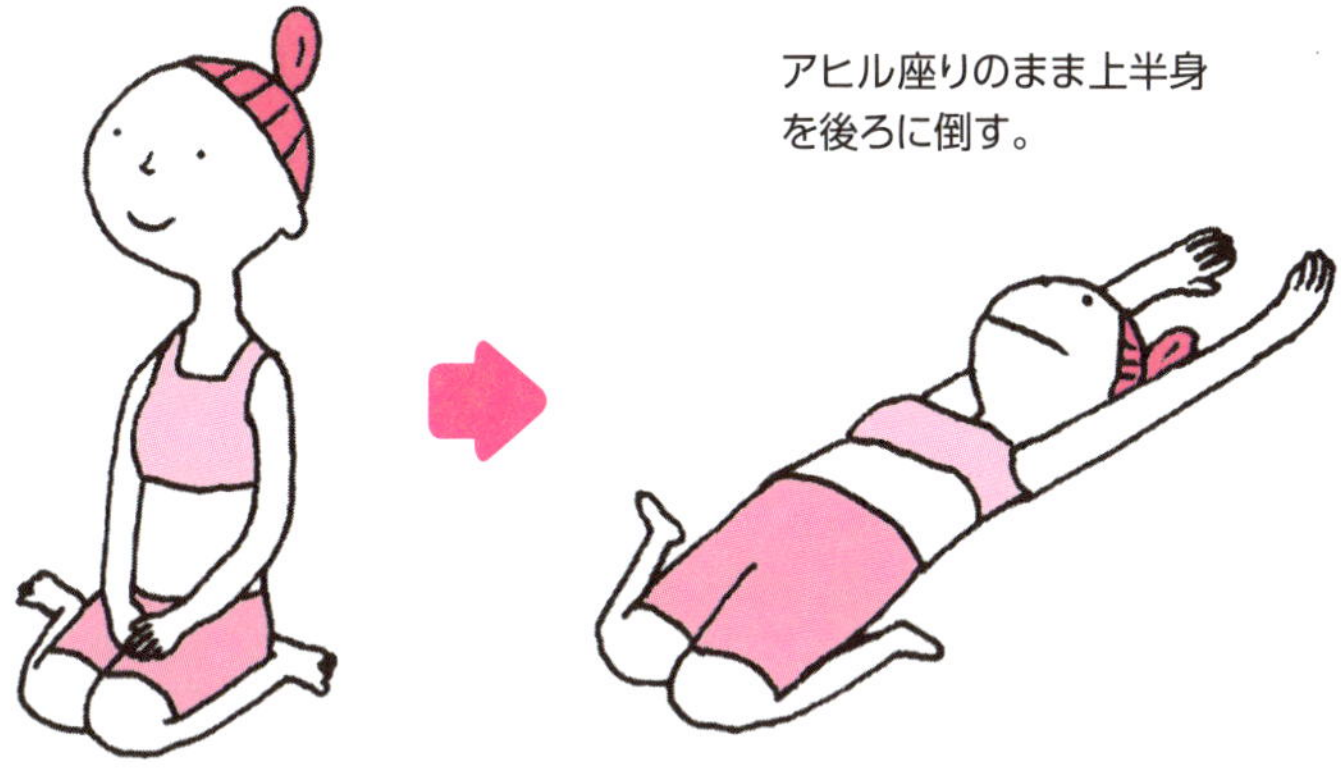
アヒル座りをする。

つまり、意図せず、ひざ関節の内側を広げることができるのです。また、この座り方のまま、上半身を後ろへ倒せば、ひざ関節を広げるためのストレッチにもなります。

それと、どんな座り方をするときも、前かがみや猫背を避け、できるだけ背すじを伸ばして座るようにしてください。背すじがすっと伸びた美しい座り方は、〝関節を痛めない座り方〟の基本でもあるのです。

Point

ひざ痛を防ぐ座り方の基本は正座。つらくなったら、無理せず足を崩す。

サプリメントを飲めば ひざ痛を解消できる？

ひざ痛などの関節トラブルを抱えている方には、サプリメントを利用している人も多いことでしょう。たとえば、軟骨や靭帯の弾力を増すコンドロイチン、軟骨の主成分のひとつであるグルコサミン、細胞の結合組織であるコラーゲン。どれも関節の健康をキープするためにいいとされています。

私はこうしたサプリメントを摂取するのはいいことだと思います。ただし、気をつけていただきたいのは、頼りすぎないこと。関節の動きをよくするのは、あくまで本書で紹介してきた内容を実践していただくのが〝本道〟。

サプリメントを飲んでいるからと、〝本道〟が疎かになるようではいけません。

なお〝関節にいい〟とされる成分は食事からも摂取できます。コンドロイチンはフカヒレ、ウナギ、かまぼこなど、グルコサミンはカニ・エビの殻や干しエビに、山芋、オクラ、納豆などのネバネバ食品にはどちらも含まれています。コラーゲンは鶏皮や手羽先、牛すじ、アンコウ、煮こごりなどに豊富です。

また、筋肉の疲れをとるには、お酢を積極的に摂《と》るのがおすすめ。さらに、アジ、サバ、サンマ、イワシなどの青背魚も、血行をよくする脂肪酸のEPAやDHAが豊富。食卓に並べる機会を多くするといいでしょう。

毎日のメニューを工夫して、こうした〝関節にやさしい成分〟を体に摂り入れていくといいのではないでしょうか。

Point

関節にいい成分は、食事からも摂れる。食事を見直し関節にいい生活を。

関節にいい食べ物

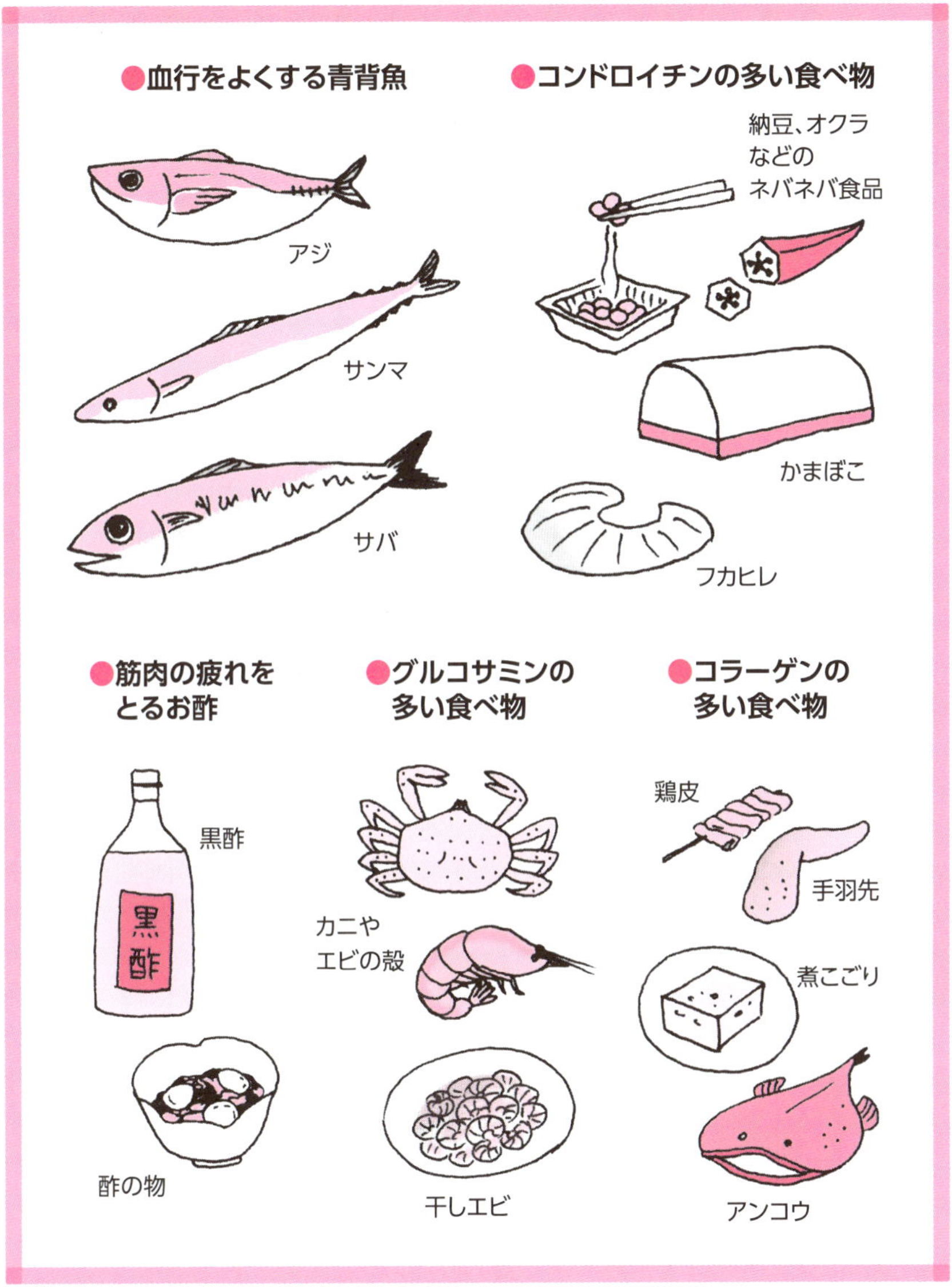
●血行をよくする青背魚
アジ
サンマ
サバ
●コンドロイチンの多い食べ物
納豆、オクラ
などの
ネバネバ食品
かまぼこ
フカヒレ
●筋肉の疲れを
とるお酢
黒酢
黒酢
酢の物
●グルコサミンの
多い食べ物
カニや
エビの殻
干しエビ
●コラーゲンの
多い食べ物
鶏皮
手羽先
煮こごり
アンコウ

筋力トレーニングには十分に注意しよう

運動不足からくる足の筋力低下は、ひざ痛の大きな原因となります。しかし、だからといって、ジムへ行って筋トレをはじめる必要はありません。

私は、筋トレをする時間があるくらいなら、その分ウォーキングをしたほうがいいと思います。足の筋肉をつけるのも、関節の動きをよくするのも、歩くことによって取り戻していくのがいちばんいいのです。

それに、むやみに筋トレをすると、かえってひざを痛めてしまう場合が多いのです。とりわけ、ひざを深く曲げるスクワットは、関節にかかる負担がとても大きいので、少しでもひざに不安があるなら、やめておいたほうが無難でしょう。

足首にウエイトをつける方法は効果なし

また、病院の整形外科を受診して、左上の図のような〝足首にウエイトをつける筋トレ〟をすすめられた方も多いかもしれません。しかし、私はこの運動療法はあまり効果がないと思っています。

なぜならば、この運動療法で鍛えられるのは、大腿直筋と呼ばれる『大腿四頭筋の真ん中の筋肉』だから。前に述べたように、ひざ痛を引き起こす直接の原因となるのは、内側広筋という『大腿四頭筋の内側の筋肉』。この〝足首にウエイトをつける筋トレ〟だと、真ん中ばかり鍛えられてしまい、肝心の内側広筋はあまり鍛えられないわけです。

しかも、この筋トレは結構ハード。筋肉量が多い人がやる分にはいいのですが、筋肉量

ウエイトを使った間違った運動療法

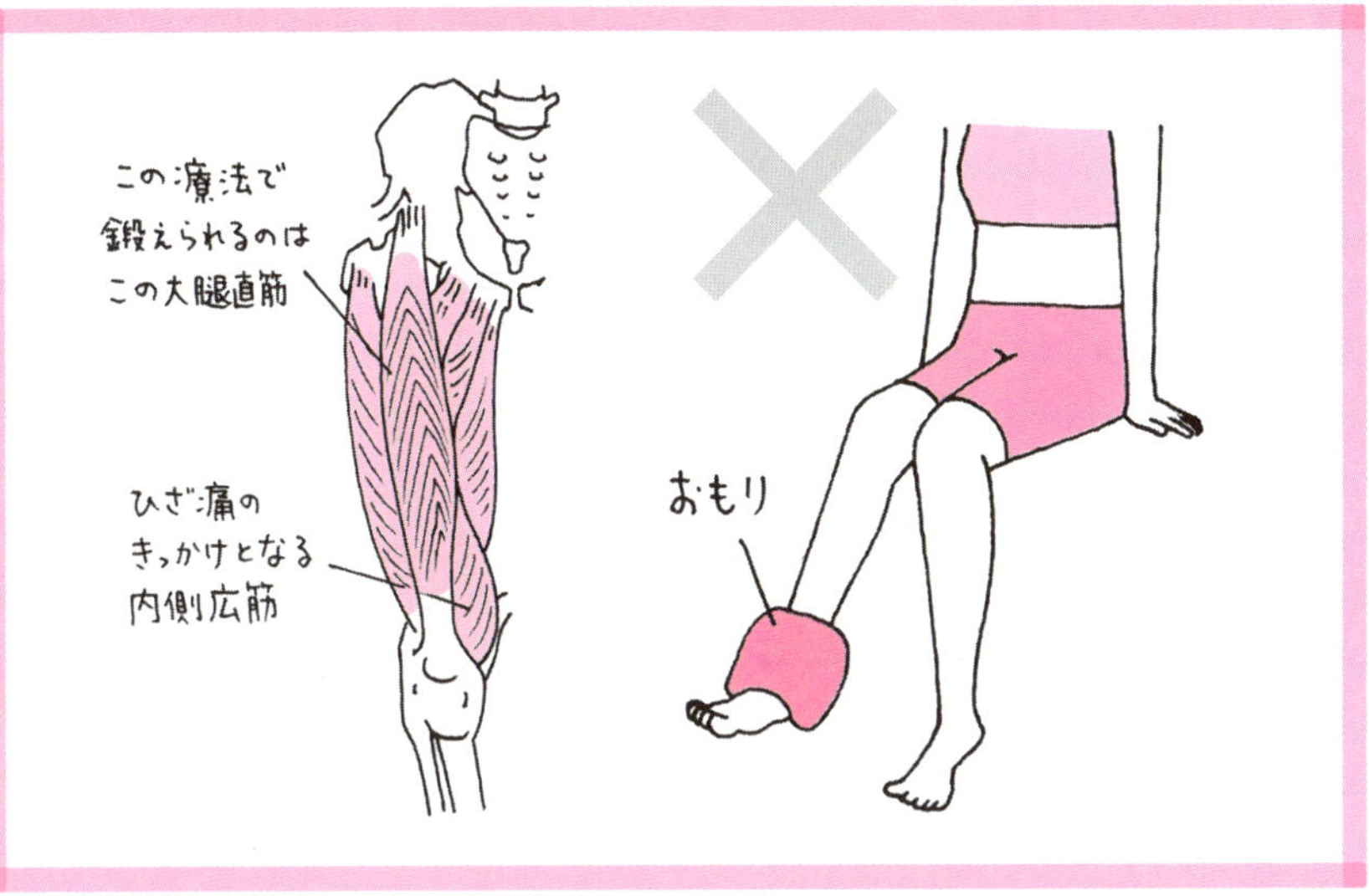

の少ない女性や筋肉量が低下した人が行なうと、たいへんさに途中で嫌になってしまったり、がんばりすぎて筋肉や靭帯を痛めてしまったりするケースが少なくありません。

ですから、〝ひざの筋トレ〟には十分に注意して臨むべき。生半可《なまはんか》なトレーニングは大ケガのもとと思ってください。

もし、ひざの内側の筋肉を鍛えたいなら、次ページから紹介する歩き方やストレッチ、体操を習慣にしましょう。日頃の関節ケアとともにこれらに取り組めば、ひざの状態を効率よく回復させることができます。

Point

負荷が強い筋トレはNG。ウォーキングやストレッチでも十分ひざ痛は治せる。

ひざ痛を防ぐ歩き方『綱渡りウォーク』

ひざ痛やO脚が気になる人のための歩き方をご紹介しましょう。

ちょっと立ち上がって、綱渡りをしているようなつもりで一直線に歩いてみてください。するとᅳ〝落ちないように〟足の親指を意識して交互に前に出すような歩き方になります。その歩き方をしていると、自然にひざの内側に力が入るのを感じるのではないでしょうか。

これが内側広筋を刺激して、ひざ痛を予防するのにぴったりなのです。名づけて『綱渡りウォーク』。足の親指をやや内側に入れるのを意識して足を運びつつ、かかとから着地。いつも足の裏の内側に体重がかかっているようなつもりで歩くのがポイントです。

この『綱渡りウォーク』を日頃から習慣にしていれば、ひざの内側の筋肉がついてきて、O脚も改善されてくるはず。ぜひ、トライしてみてください。

また、頭を上げ、背すじをまっすぐに伸ばし、大きく腕を振って、サッサッとリズミカルに歩くようにしてください。なめらかな関節の動きを取り戻すには、〝長く歩くよりも正しく歩くこと〟が大切です。ひとつひとつの関節の歯車が正しく動くのを感じながら、正しいフォームで歩くようにしましょう。

なお、この『綱渡りウォーク』、私は別名『モデルウォーク』とも呼んでいます。なぜならこの歩き方は「美しく見える歩き方」の基本。そして、モデルさんに、このような歩き方をされている人が多いからです。ですから、どうぞみなさんも美しく歩いてください。

Point

足の親指を内側に入れるよう意識してかかとから着地。いつも足の裏の内側に体重がかかっているつもりで歩く。

綱渡りウォーク

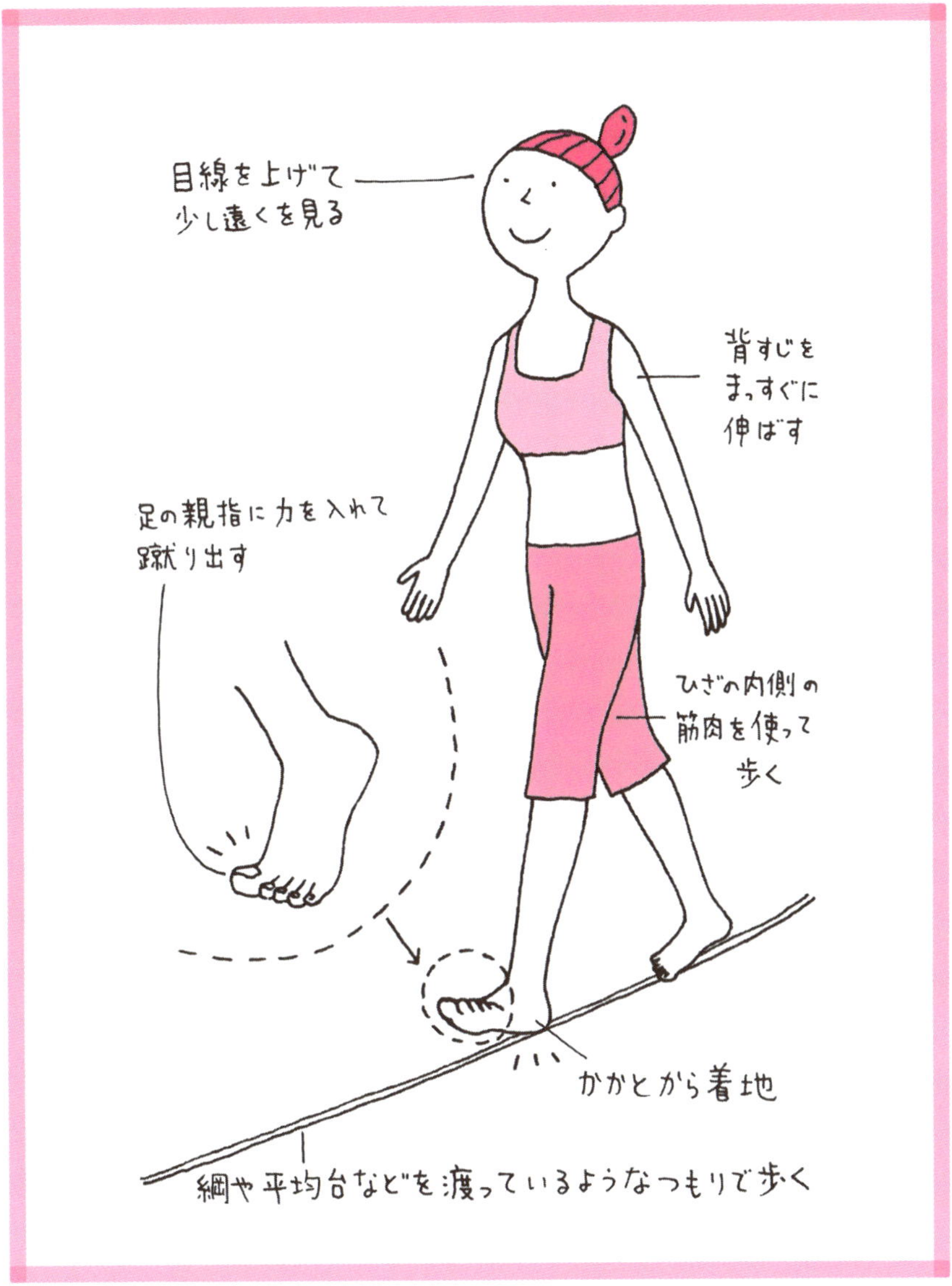
目線を上げて
少し遠くを見る
背すじを
まっすぐに
伸ばす
足の親指に力を入れて
蹴り出す
ひざの内側の
筋肉を使って
歩く
かかとから着地
綱や平均台などを渡っているようなつもりで歩く

『クッション挟み体操』でひざの内側を鍛えよう

日常生活においてひざの内側の筋肉を鍛えるには、左右のひざを常にピチッと閉じるような習慣をつけておくことが大切です。言い換えれば、股を安易に開かない習慣をつけるのです。

これを身につけるための作戦として、女性であれば、いつもミニスカートをはいているようなつもりで、男性であれば、いつも社長などのお偉方を目の前にしているようなつもりでいるといいのではないでしょうか。そうすれば、立っているときも座っているときも、居住まいがキリッとして、自然にひざが閉じるものです。

また、このひざを閉じる力をつけるために、『クッション挟み体操』を習慣にすることをおすすめします。これは、仰向けになって両ひざを立て、クッションをギューッと挟む体操です。ひざの内側の筋肉にできるだけ力を込め、力を入れたままの姿勢で30秒キープ。これを1回3セット、1日に1~3回行なうのです。

薄くてやわらかいクッションだとあまり力を込められないので、クッションは、なるべく厚めで弾力性があるものを用意するといいでしょう。

また、クッションの代わりに、子供の練習用のサッカーボールやドッジボールを利用するのもおすすめ。大人用の革張りのサッカーボールは、大きいうえに硬すぎるために、この体操には向かないのですが、子供の練習用だと、サイズも小さめで弾力もちょうどいいのです。

日頃からひざの内側を意識しよう

とにかく、ひざの内側の筋肉は、日常生活

クッション挟み体操

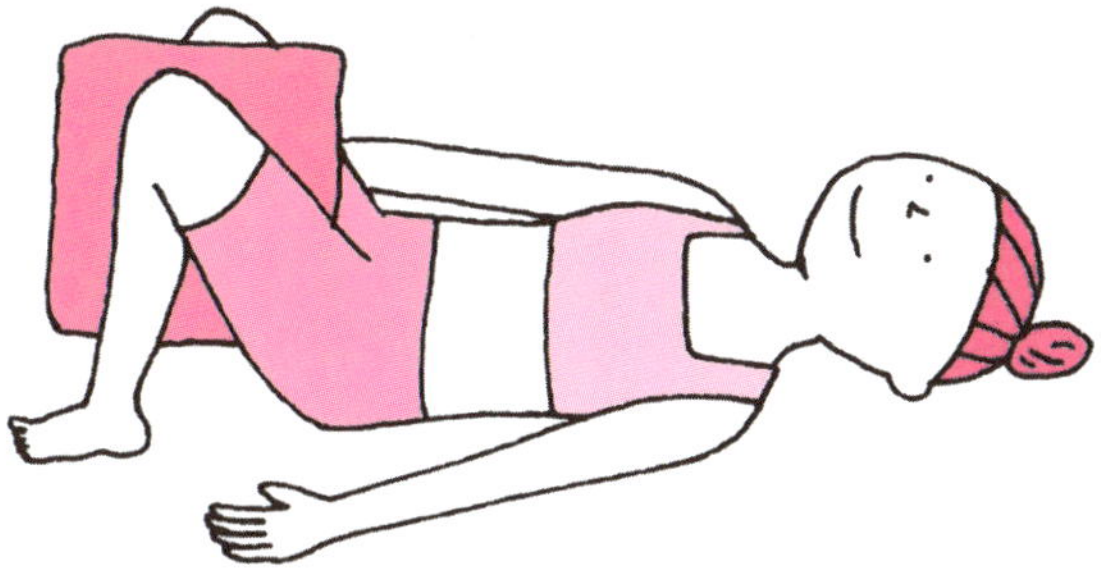

仰向けになり、両ひざを立て、ひざの間にクッションを挟む。「ひざの内側の筋肉」を使うのを意識しながら力を込めていき、そのままの姿勢を30秒キープする。その後、スッと力をゆるめる。この体操を3回繰り返す。

ではあまり使われないために、ちょっと運動不足の日々が続いただけで、てきめんに衰えていってしまいます。だから、こうしたひざを閉じる習慣や体操を心がけ、意識的に刺激を加える必要があるのです。

クッション挟み体操であれば、手間なく簡単に行なえるので、『簡易版・関節包内矯正』と組み合わせて、朝晩欠かさず行なうようにしてはいかがでしょうか。

Point

なるべく厚めで弾力性のあるクッションがベスト。クッションの代わりに小さめのサッカーボールやドッジボールでも可。

O脚とひざ痛を防ぐ『タオル縛り運動』

ひざ痛のあるなしにかかわらず、O脚の方はたくさんいらっしゃいます。ここでは、O脚の矯正にたいへん効果的な運動をご紹介しましょう。

用意するのは、1本のタオルか手ぬぐい。椅子に浅く座って、そのタオルで両足の脛《すね》の辺りをややキツめに縛ります。そして、背を丸めて、両ひざの間に両腕を差し込んでいきます。少しずつ両腕を深く入れていき、最終的に両ひじが太ももの位置にくるまで入れてください。さらに、その状態で腕に力を込め、太ももを外側へ押していきます。これを朝晩、2〜3回繰り返すのです。

この『タオル縛り運動』は、縛られている脛の部分に〝外側から内側への力〟が働き、太ももの部分には〝内側から外側への力〟が働きます。すなわち、O脚を進ませている状況とは〝逆方向〟の力が加わるために、O状に曲がった足をまっすぐに引き戻す効果が期待できるわけです。

なお、この体操を行なう際は、両足の脛骨はなるべくピチッと閉じて、両太ももの大腿骨を外へ押し広げていくような感覚で行なうといいでしょう。習慣にすれば、O脚の改善はもちろん、ひざ痛の予防や症状緩和にも大いに役立ってくれるはずです。

この体操を習慣的に行なっていると、次第に関節内の重心のかかり方の偏りが解消されてくるようになります。そのため、O脚改善やひざ痛緩和にたいへんおすすめなのです。

Point

両足の脛骨はなるべくピチッと閉じて、両太ももの大腿骨を外へ押し広げていく感覚で行なってください。

タオル縛り運動

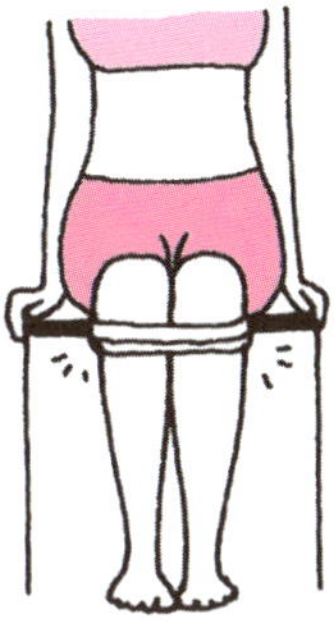

1

両足の脛の辺りをタオルでややキツめに縛る。

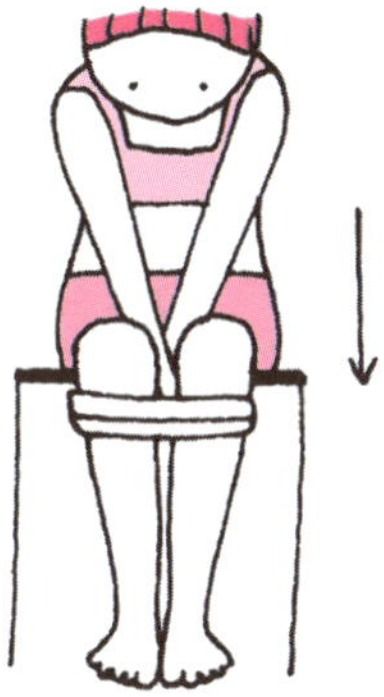

2

座ったまま、両ひざの間に両腕を差し込んで太ももを広げていく。背を丸めながら徐々に腕を深く入れていく。

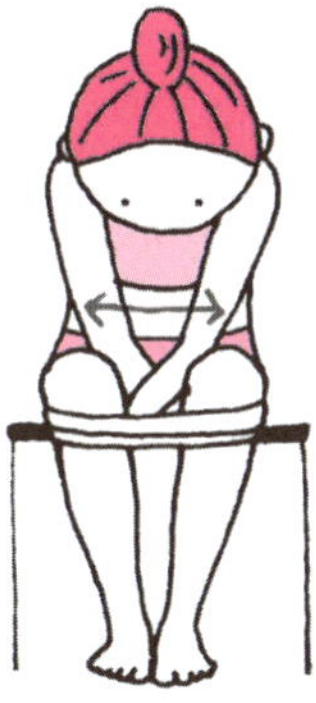

3

両ひじが太ももの位置にくるまで入ったら、その状態で腕に力を込めてひじで太ももを押し広げていく。❶〜❸を2〜3回繰り返す。

『8の字体操』で体をやわらかくしよう

ひざ痛になりやすい人は、体が硬い傾向があります。

とくに、お尻から太ももの裏側にあるハムストリングスという筋肉が硬いと、体を曲げたり、ひざを曲げたりするときの伸縮性に影響が出やすくなるのです。そこで、ハムストリングスを刺激して、体をやわらかくするストレッチをご紹介しましょう。

平らな場所に立ち、左右の足を交差させてください。左右の手もひねって組んで、その状態のまま深く前屈します。そして、組んだ手を下に伸ばし、床に大きな「横8の字」を描くように、10回ほど回してください。

さらに、足と手を左右逆に交差させたパターンも同様に行ないます。こちらも大きな「横8の字」を10回ほど描いてください。

これで終了です。おそらく、「横8の字」を描いている最中、ハムストリングスがさかんに刺激されているのが感じられたのではないでしょうか。

なお、この『8の字体操』では、やる前後に立位体前屈を行なうのがおすすめ。きっと、『ストレッチ前の立位体前屈』と、『ストレッチ後の立位体前屈』では、曲がる深さがかなり違ってくるはずです。それにより、いかに体がやわらかくなったかが実感できることでしょう。

関節という歯車をなめらかに動かすには、体がやわらかくほぐされていることも大切な要素。日頃から実践して、いつまでも健やかに動く関節をキープするようにしましょう。

Point

かならず足と手を左右逆に交差させたパターンも行ないましょう。関節をケアするには体のやわらかさも必要です。

8の字体操

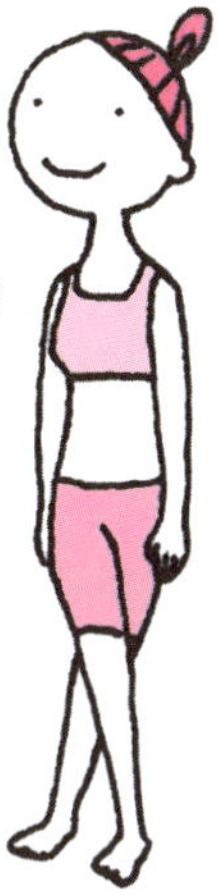

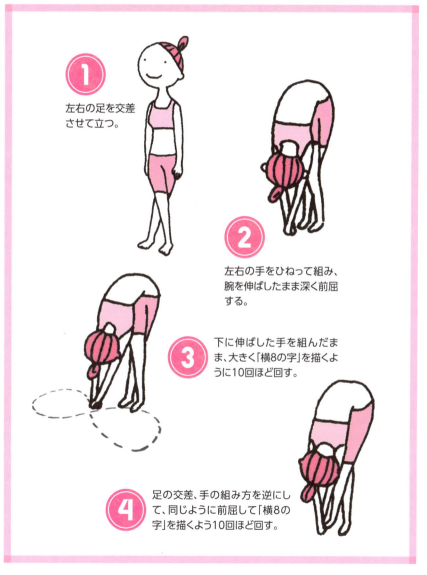

1 左右の足を交差させて立つ。

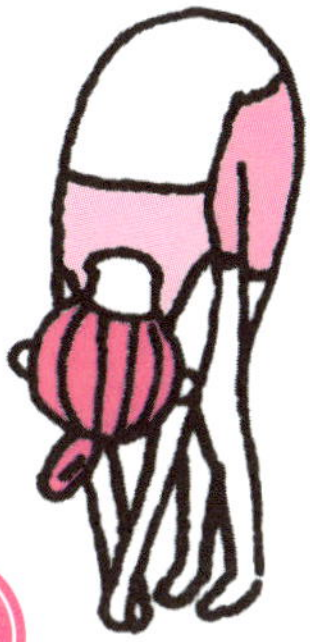

2 左右の手をひねって組み、腕を伸ばしたまま深く前屈する。

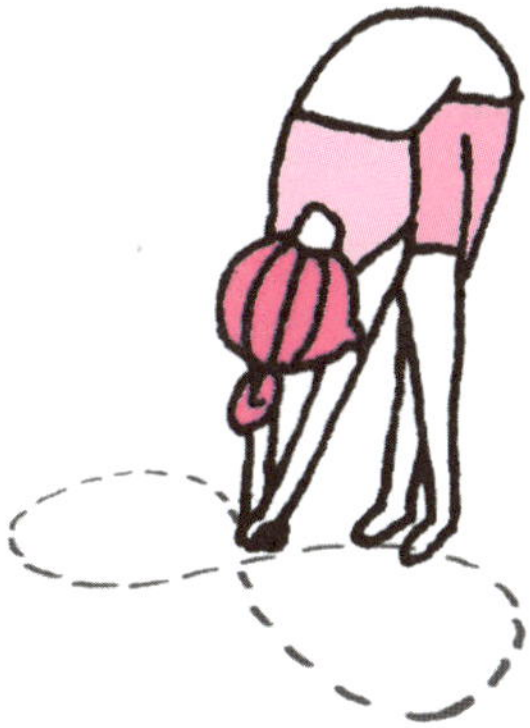

3 下に伸ばした手を組んだまま、大きく「横8の字」を描くように10回ほど回す。

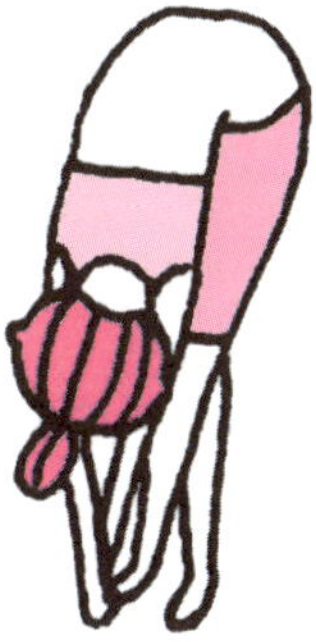

4 足の交差、手の組み方を逆にして、同じように前屈して「横8の字」を描くよう10回ほど回す。

Part 3

ひざ痛はセルフケアで十分治せる！

ひざ痛には全身のケアが大切です。
これからご紹介するエクササイズを日常に取り入れ、
痛みのない生活を目指しましょう。

1日1分から

解消メニュー ①

腰痛ケアのいちばんの基本

仙腸関節テニスボール矯正

ひざ痛ケアには腰痛のケアも欠かせません。
仙腸関節をゆるめることによって骨盤のクッション機能を回復させ、
腰椎にかかっていた負担を解消させます。
この矯正はすべての腰痛タイプに
効果を発揮するセルフケア治療の基本です。

1回3分まで
1日3回まで

④ ボールを当てたまま硬い床の上に仰向けになる

仙腸関節にボールを当てたまま、フローリングや畳などの硬い床の上に1～3分間寝そべる。枕を使うのはNG。ボールの刺激によって仙腸関節の動きがよくなり、腰の症状が解消へ向かう。朝の起床後と夜の就寝前に行なうのを習慣にするといい。

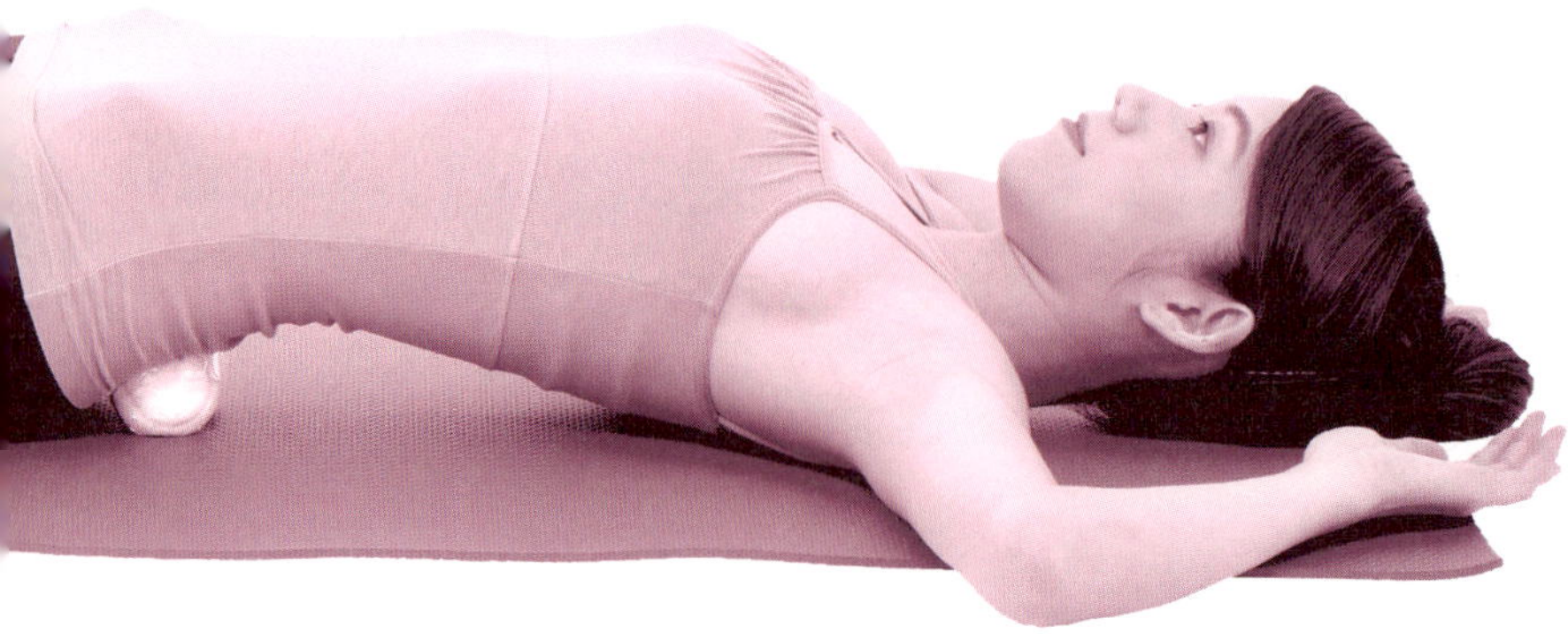

仙腸関節へのボールの当て方

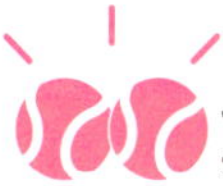
つなげたテニスボール2個

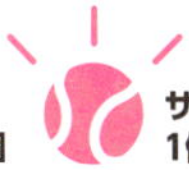
サポート用1個

※2個の硬式テニスボールを用意し、ずれないようにガムテープなどを巻いて固定する。

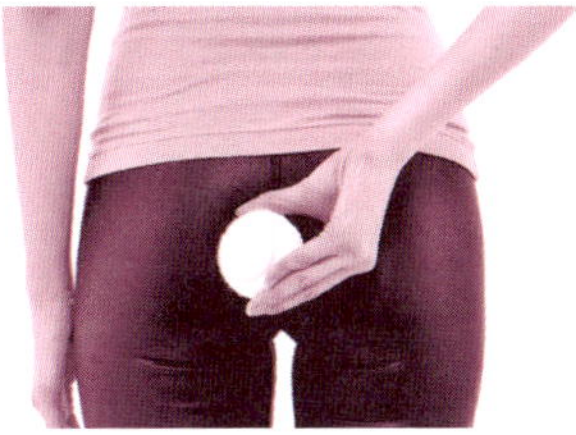

1 尾骨の位置を確認

お尻の割れ目の上の尾骨のでっぱりに（サポート用）1個のテニスボールを当てる。

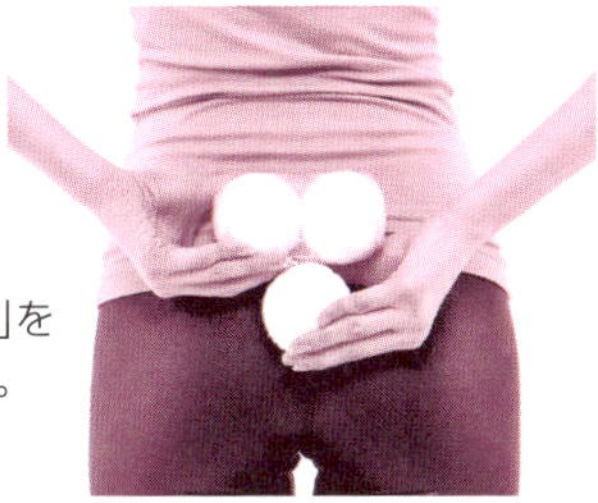

2 2個のテニスボールを当てる

1個のボールの上に「2個つなげたボール」をセットする。ここが仙腸関節の位置となる。

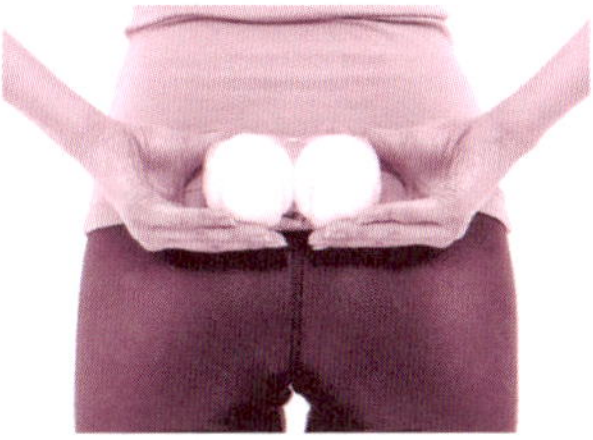

3 1個のボールを外す

尾骨に置いた1個のボールを外せば準備完了。2個のボールの位置をずらさないように気をつけながら横になる。

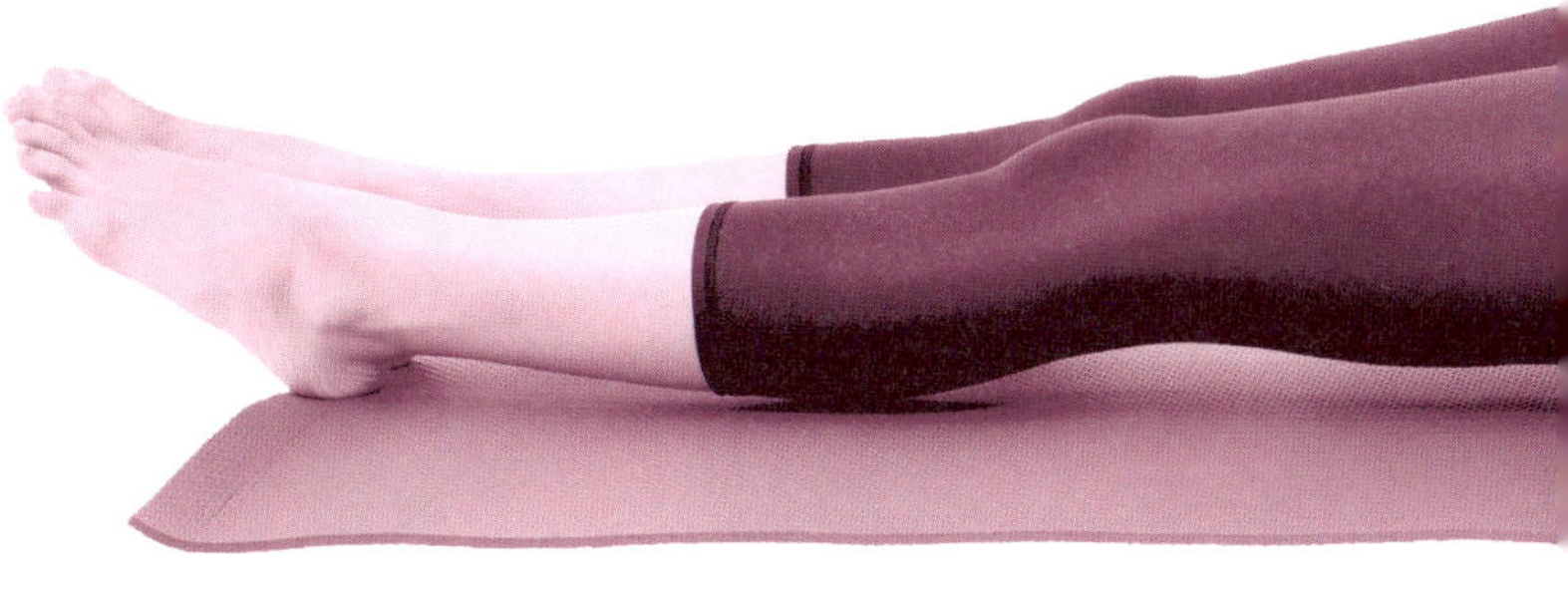

解消メニュー ②

1日1分から

背骨の柔軟性を回復させる

胸腰椎移行部のテニスボール矯正

胸椎と腰椎の境目にテニスボールを当てて、
背骨の柔軟性を回復させます。
「仙腸関節テニスボール矯正」と
一緒に行なうのがおすすめです。

② ボールを当てたまま 硬い床の上に仰向けになる

1回3分まで
1日3回まで

胸腰椎移行部にボールを当てたまま、フローリングや畳などの硬い床の上に1〜3分間寝そべる。枕を使うのはNG。ボールの刺激により、背骨や周辺の筋肉がほぐれ、胸椎・腰椎の連携性や柔軟性が高まる。

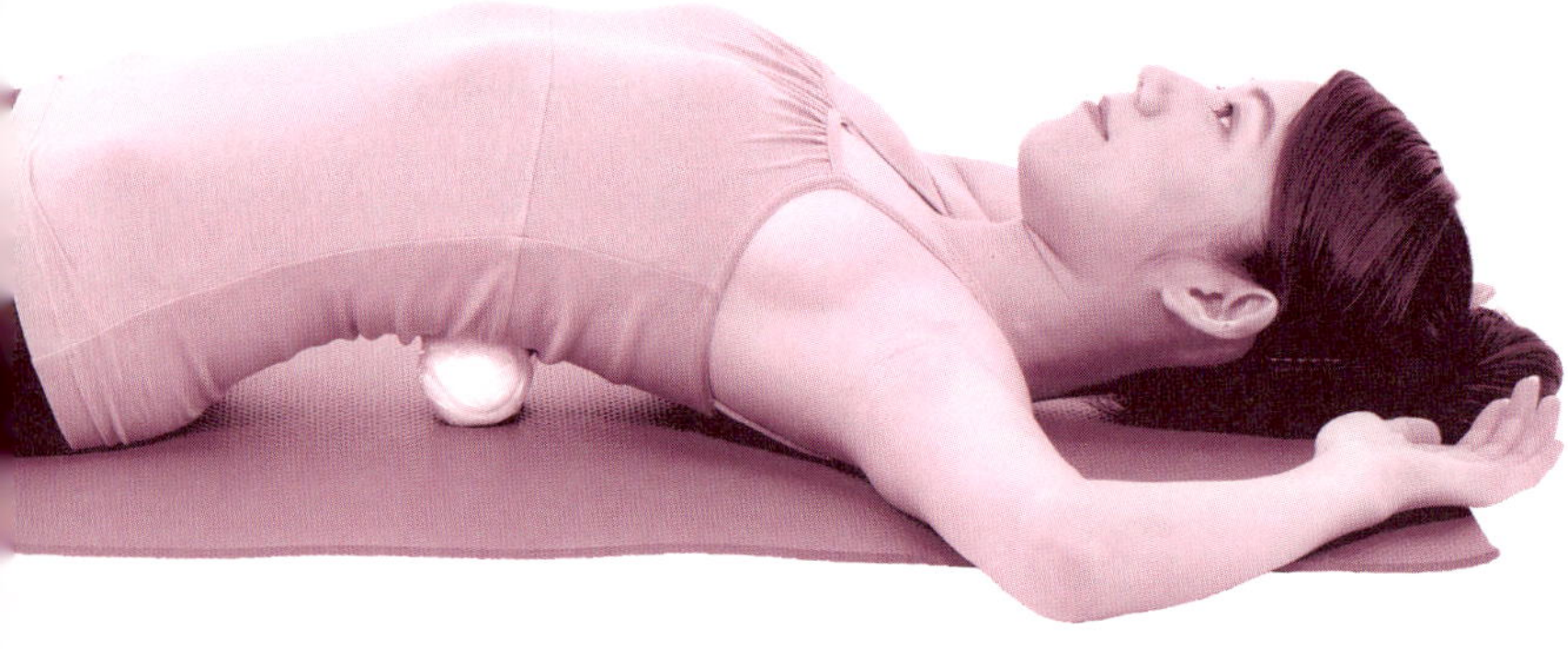

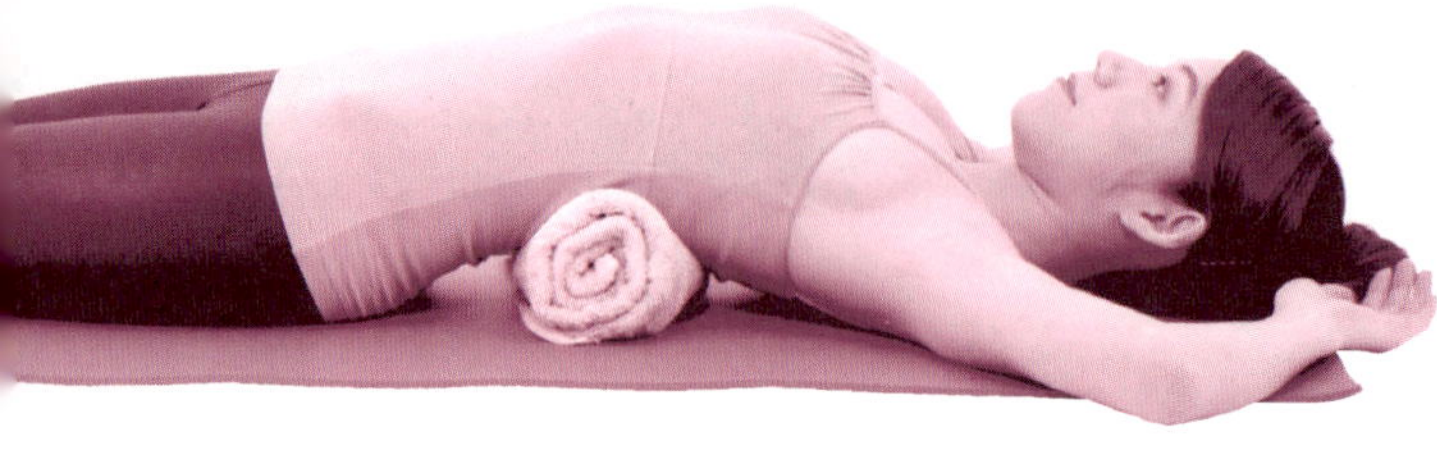

胸腰椎移行部へのボールの当て方

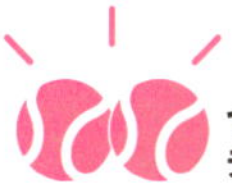

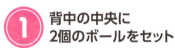

※2個の硬式テニスボールを用意し、ずれないようにガムテープなどを巻いて固定する。

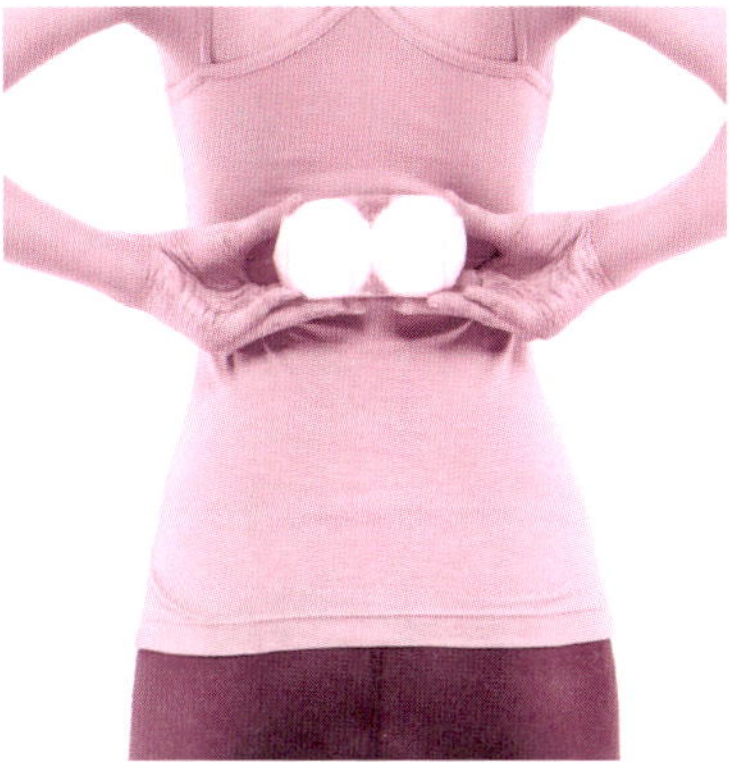

1 背中の中央に2個のボールをセット

胸腰椎移行部は胸椎と腰椎の境目で、ちょうど背中の中央の位置に相当する。ここに2個のテニスボールをセットする。

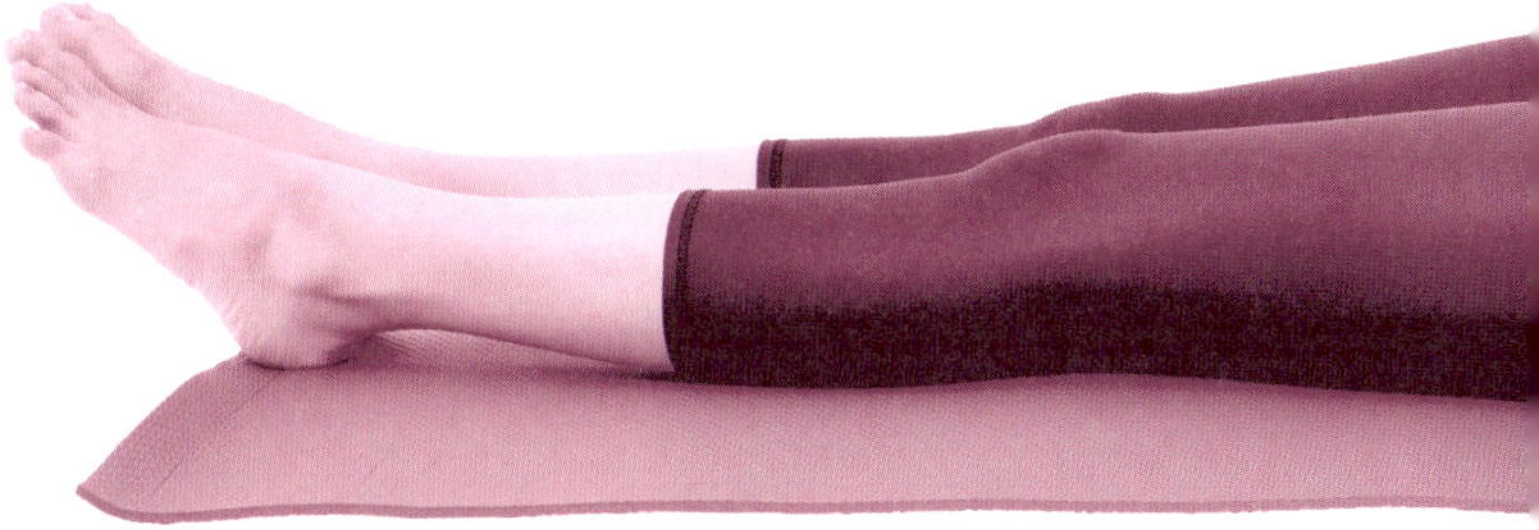

pick up!

ボールの代わりにバスタオルを使ってもOK

胸腰椎移行部の矯正にはテニスボールを用いるのが最適。ただし、もしボールが手元にない場合は、バスタオルなどをキツく巻いて使うのでもOK。

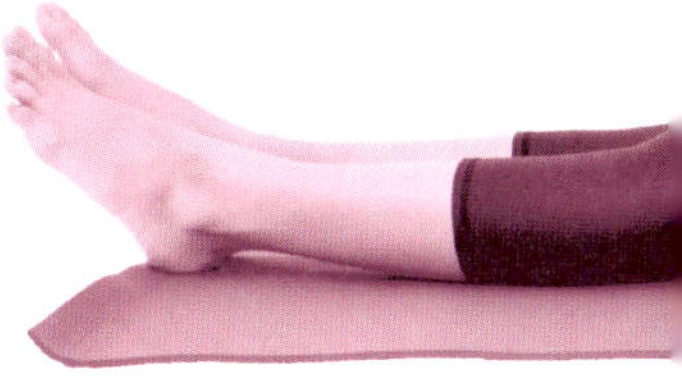

解消メニュー
3

股関節の症状をスッキリ解消!

股関節テニスボール矯正

4つつなげたテニスボールを股に挟んで、
股関節を広げていくエクササイズです。
腰痛だけでなく、股関節の痛みやだるさなどにお悩みの方は、
ぜひ習慣にしてください。

1回5〜8分
1日3回まで

4 ボールをセットしたまま硬い床の上に仰向けになる

股間にボールをセットしたまま、フローリングや畳などの硬い床の上に寝そべる。股関節が左右に広げられるのを感じながら、5〜8分間キープ。枕を使うのはNG。朝の起床後と夜の就寝前に行なうのがおすすめ。

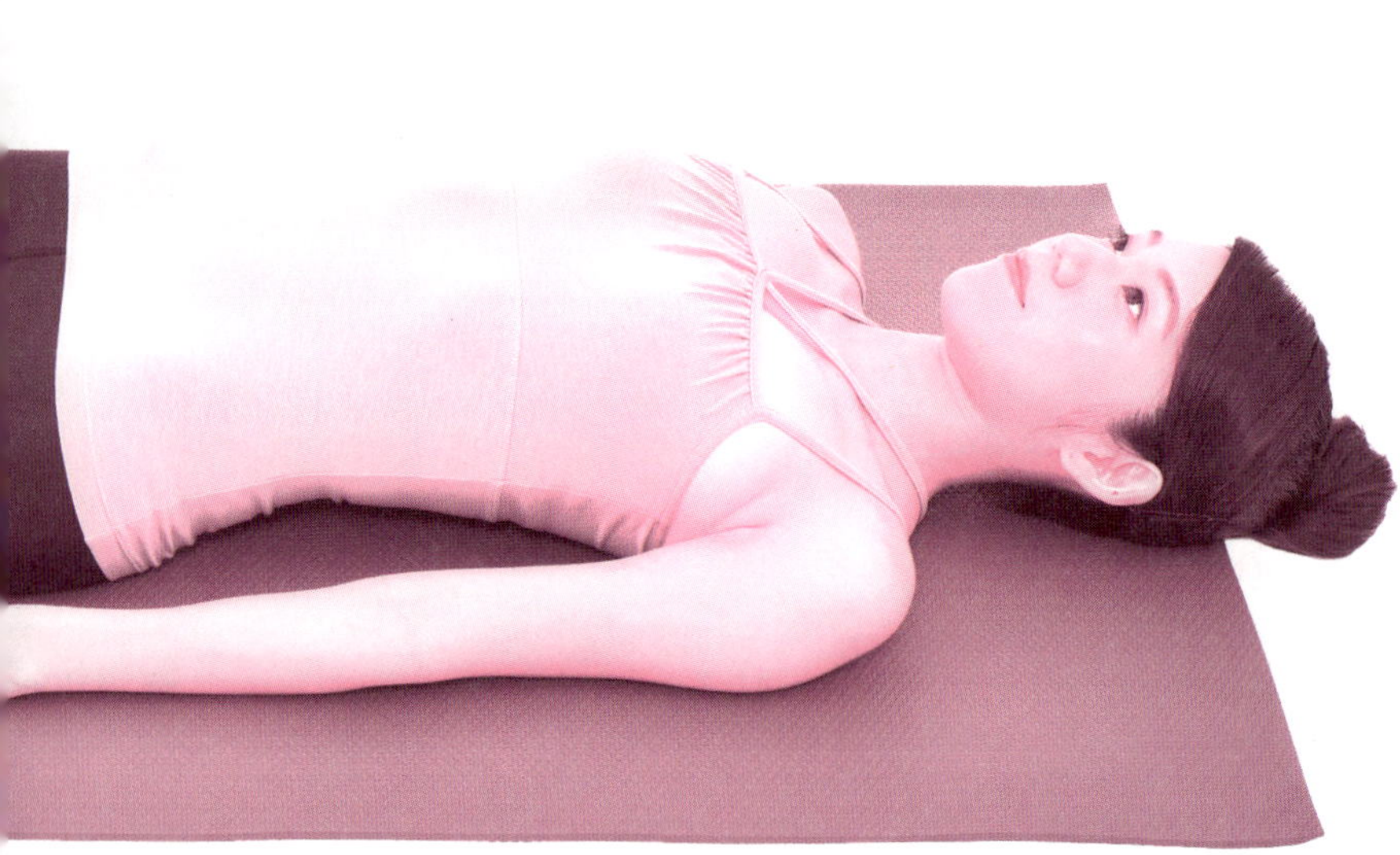

股関節へのボールの当て方

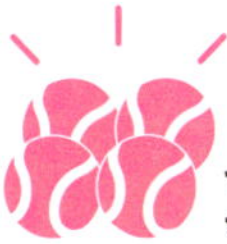

つなげた
テニスボール4個

※4個の硬式テニスボールを用意して、ガムテープなどで縦2個横2個の正方形状に固定する。

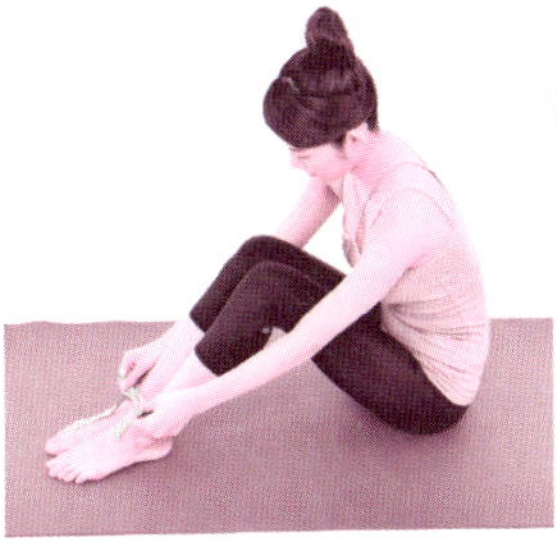

1 両足首をひもで縛る

ひもで両足首をキツめに縛る。ひもは真田ひもや、なければ着物用の腰ひもなどを利用してもOK。

2 股間にボールをセット

ひざを開いて、股の奥に4個のテニスボールをセット。左右の足を押し広げるように感じられるくらい、できるだけ奥にセットする。

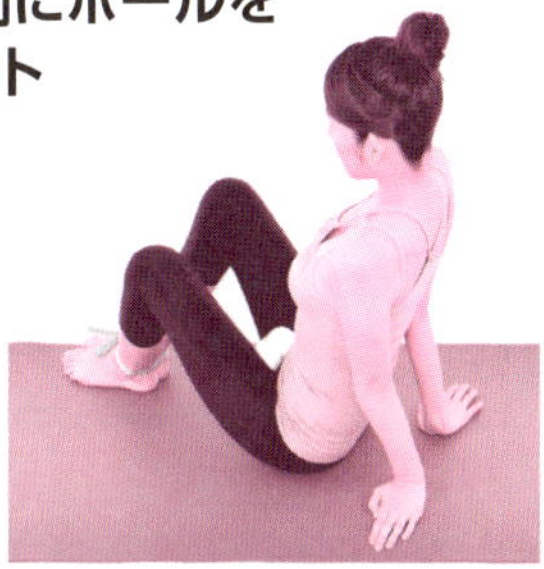

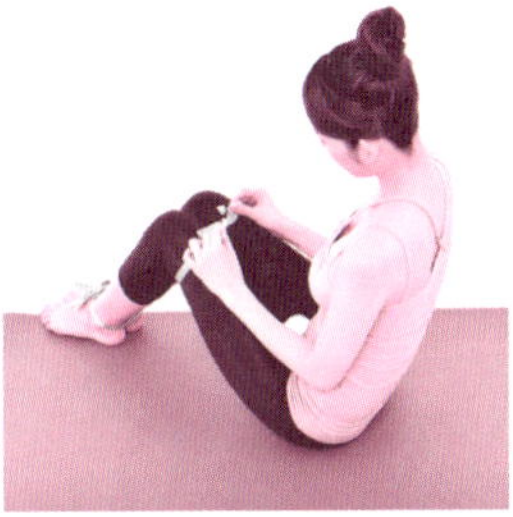

3 ひざの上をひもで縛る

股間にボールをセットしたまま、ひざの上をひもでキツめに縛る。

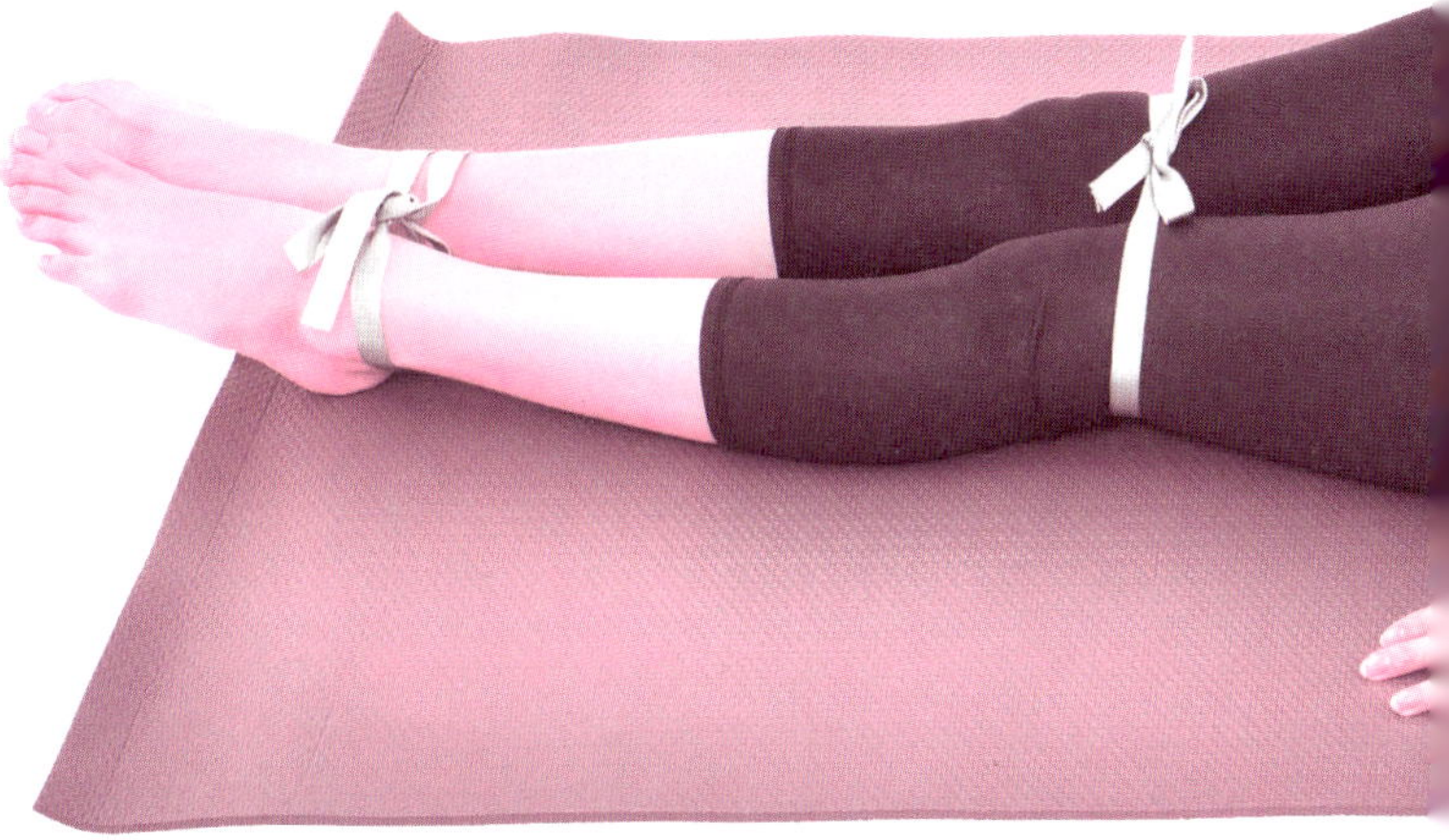

解消メニュー
4

腰椎の健康キープの定番体操

オットセイ体操

オットセイのように腰を大きく反らし、
腰椎や筋肉の柔軟性を高めます。
とくに椎間板ヘルニアの影響が強いタイプに効果を発揮。
「仙腸関節テニスボール矯正」とセットで行ないましょう。

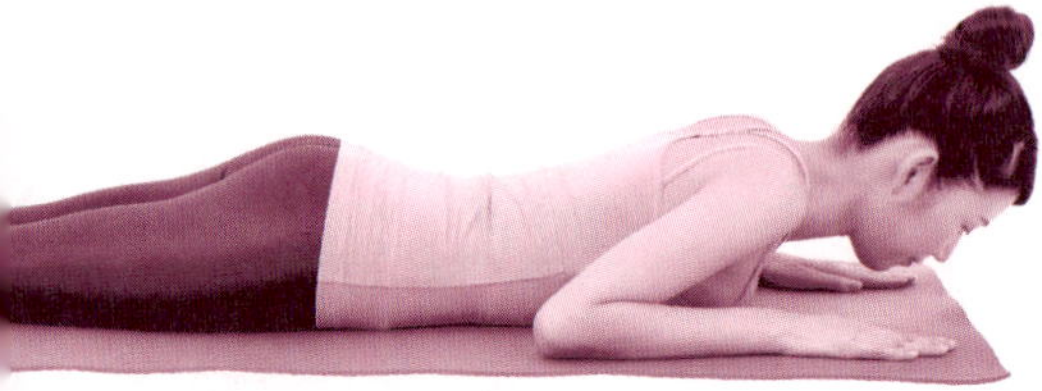

1 うつ伏せの姿勢をとる

うつ伏せになり、両ひじを床につける。

2 腕を伸ばして腰を大きく反らす

腕を伸ばして上体を起こし、オットセイのようなポーズをとる。腰を大きく反らしながら、1分間ほどキープ。1日3〜5回。とくに椎間板ヘルニアの症状が強い人は、この体操を重点的に行なう。

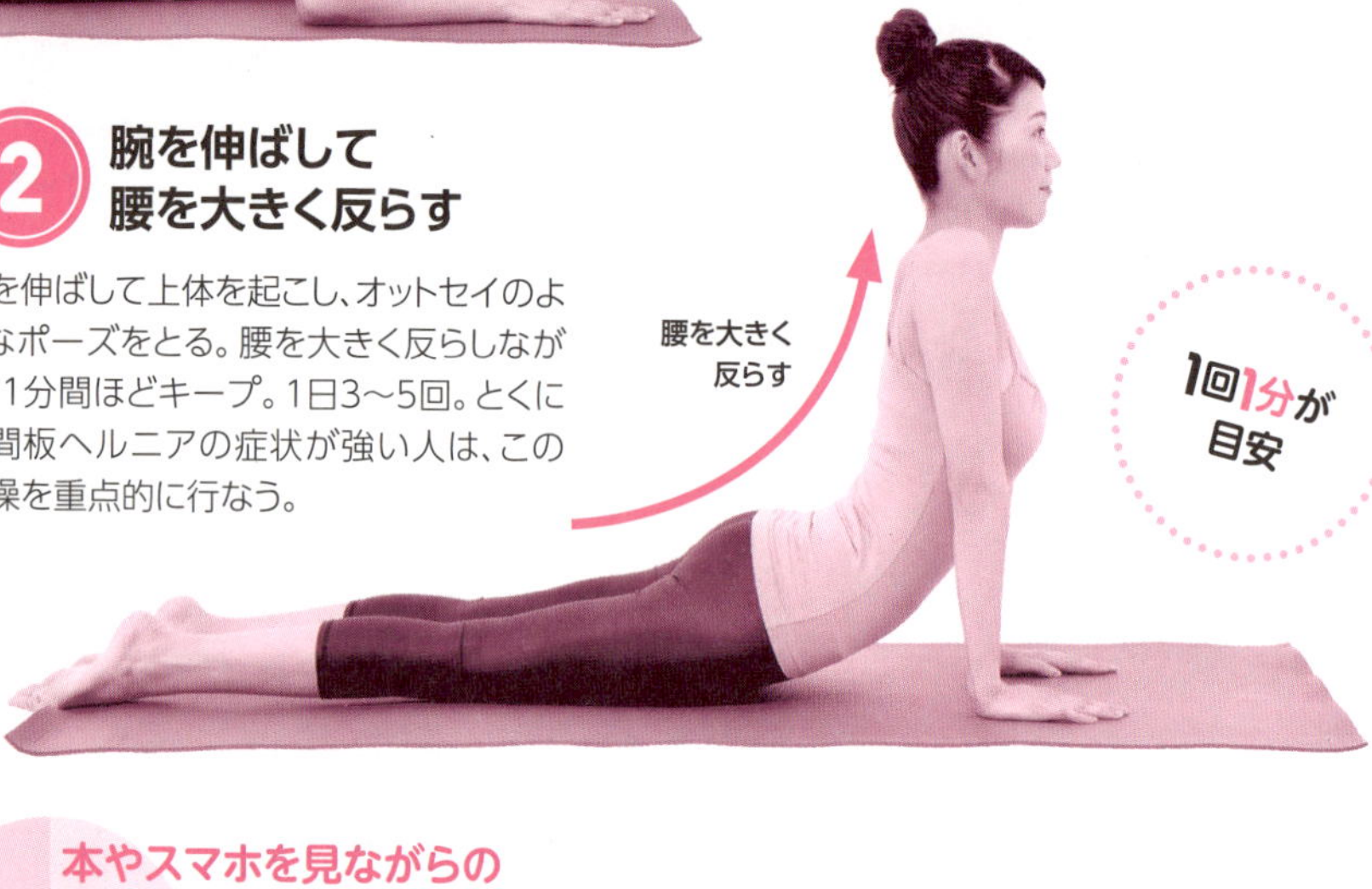

1回1分が目安

pick up! 本やスマホを見ながらのうつ伏せ姿勢もおすすめ

布団やベッドでも腰を反らせるのを意識するといい。上半身の下にタオルなどを敷き、ひじをついた姿勢でスマホやテレビを見たり、本を読んだりするのもおすすめ。また、寝るときに仰向け姿勢になるのがつらい人は、まずこの姿勢をとると仰向け時に痛みを感じにくくなる。

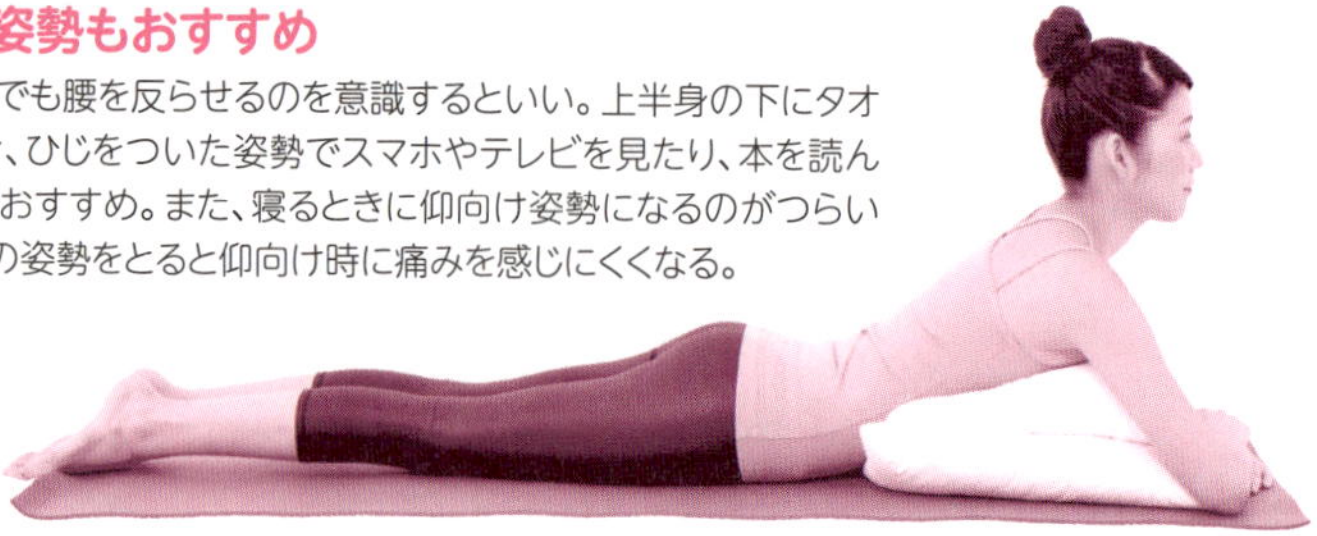

解消メニュー 5

脊柱管のスペースを広げる

ねこ体操

ねこのように腰を深く丸める体操で、
脊柱管のスペースを広げる効果が期待できます。
体を後ろへ反らすと痛むタイプの方は、この体操を
「仙腸関節テニスボール矯正」とセットで行ないましょう。

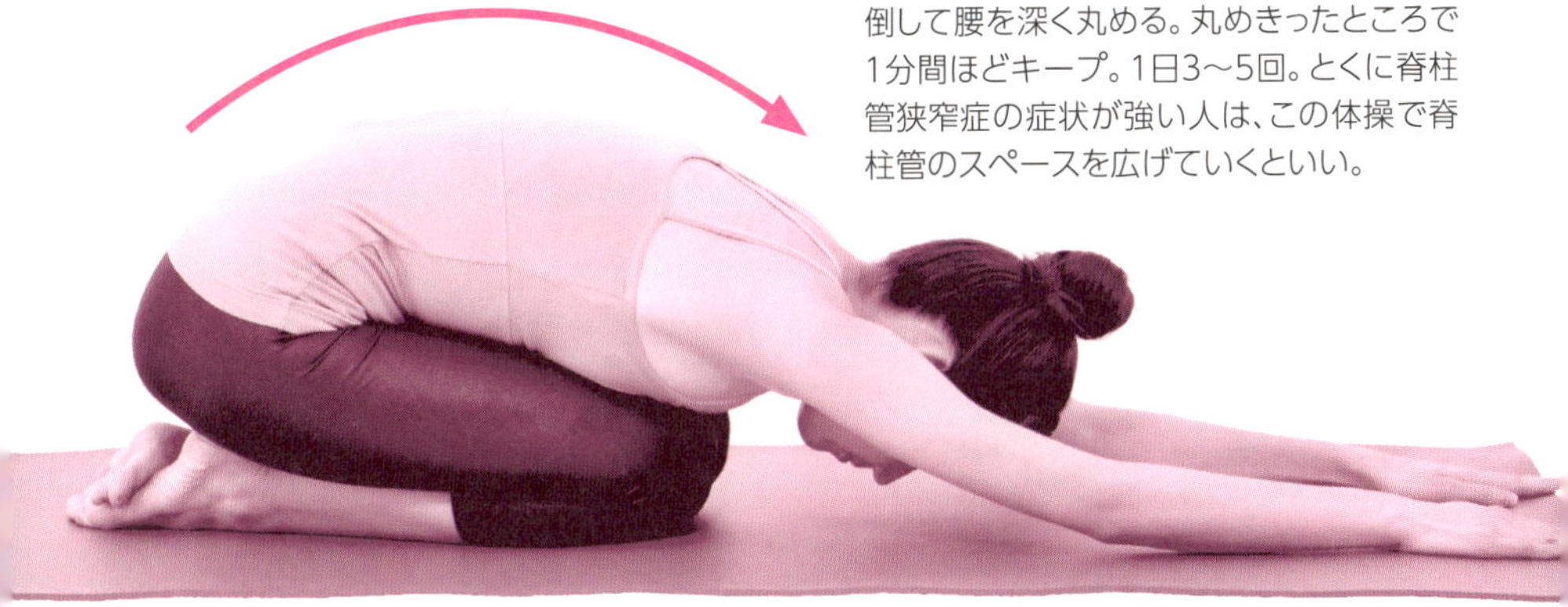

上体を前へ倒して腰を丸める

正座をした姿勢から、ゆっくりと上体を前へ倒して腰を深く丸める。丸めきったところで1分間ほどキープ。1日3～5回。とくに脊柱管狭窄症の症状が強い人は、この体操で脊柱管のスペースを広げていくといい。

1回1分が目安

pick up!

おなかにクッションを当てて行なうのもおすすめ

丸めたクッションをおなかに当てて「ねこ体操」を行なうと、腰をより深く丸められる。これにより脊柱管のスペースを広げる効果をアップできる。

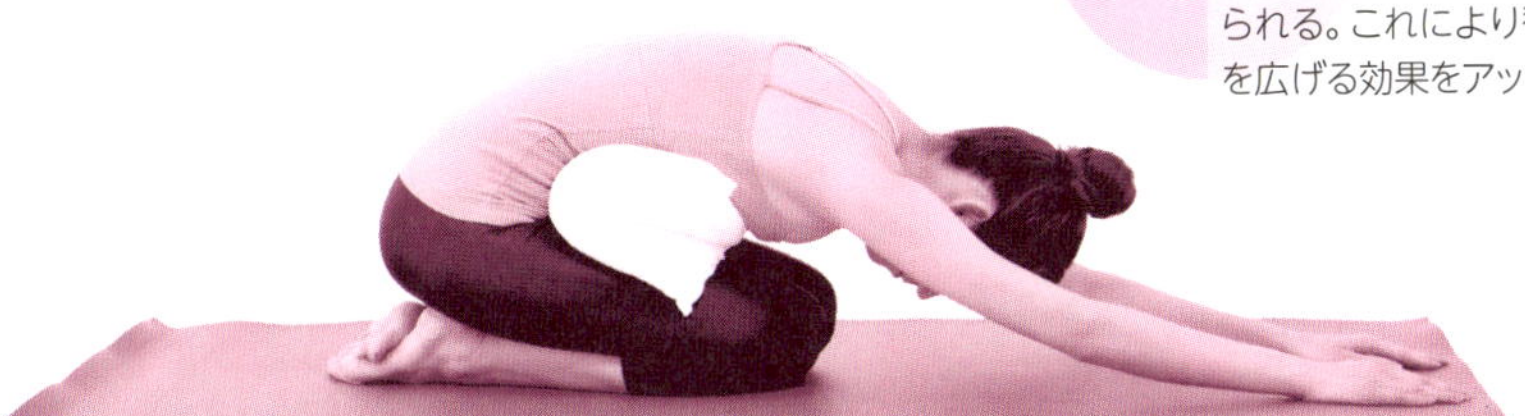

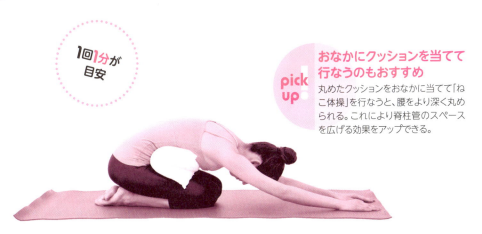

解消メニュー

6

外出先でできる仙腸関節ケア

仙腸関節ストレッチ

仙腸関節の調子を取り戻すための簡単ストレッチ。
外出先でもできるので、長時間の運転やデスクワークの休憩時、
腰痛症状がひどくなったときなどに
行なうのがおすすめです。

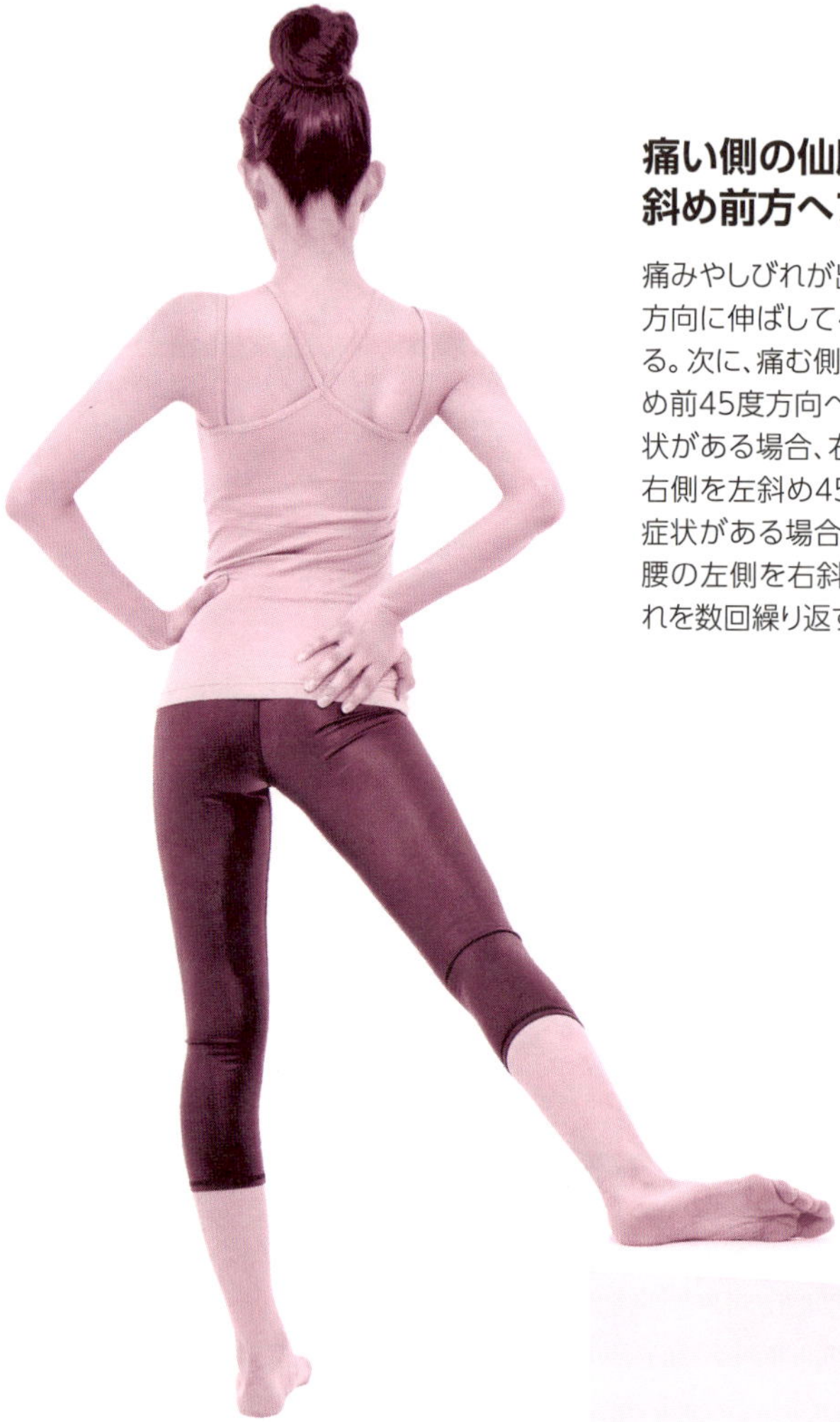

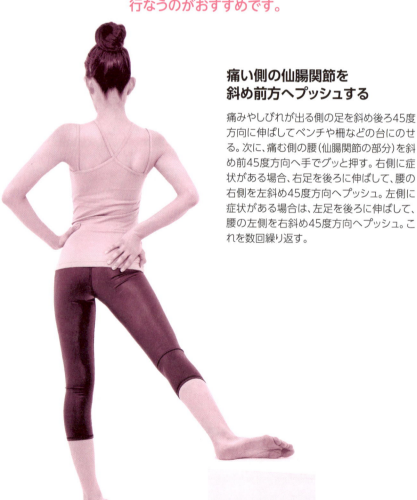

痛い側の仙腸関節を斜め前方へプッシュする

痛みやしびれが出る側の足を斜め後ろ45度方向に伸ばしてベンチや柵などの台にのせる。次に、痛む側の腰(仙腸関節の部分)を斜め前45度方向へ手でグッと押す。右側に症状がある場合、右足を後ろに伸ばして、腰の右側を左斜め45度方向へプッシュ。左側に症状がある場合は、左足を後ろに伸ばして、腰の左側を右斜め45度方向へプッシュ。これを数回繰り返す。

解消メニュー
7

背骨と骨盤の連携性をアップ！

体ひねり体操

腰痛解消のカギは、背骨と骨盤の連携をスムーズにすること。
この体操はその連携性を高めるのにおすすめです。
とくに腰椎分離症・すべり症が出ているタイプの人に
効果を発揮します。

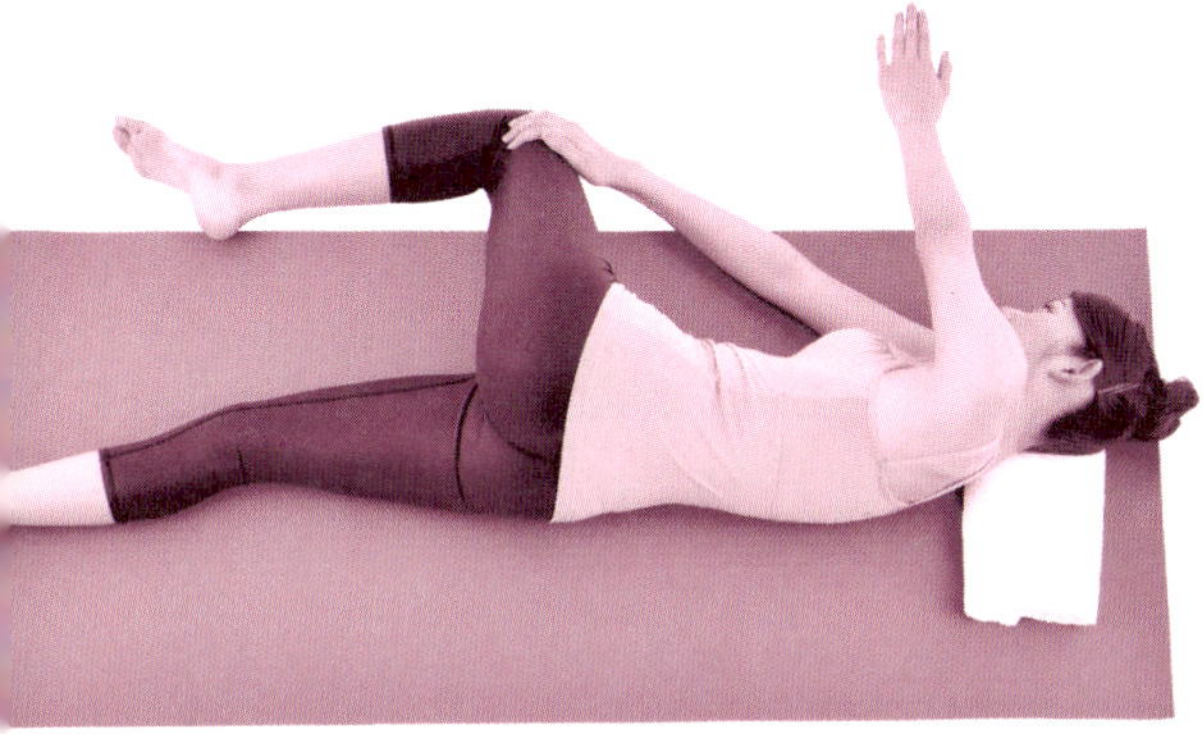

1 横向きに寝て ひざを床につける

痛い側の腰を上にして横向きに寝そべり、上側の足を90度に曲げ、ひざ頭を床につける。

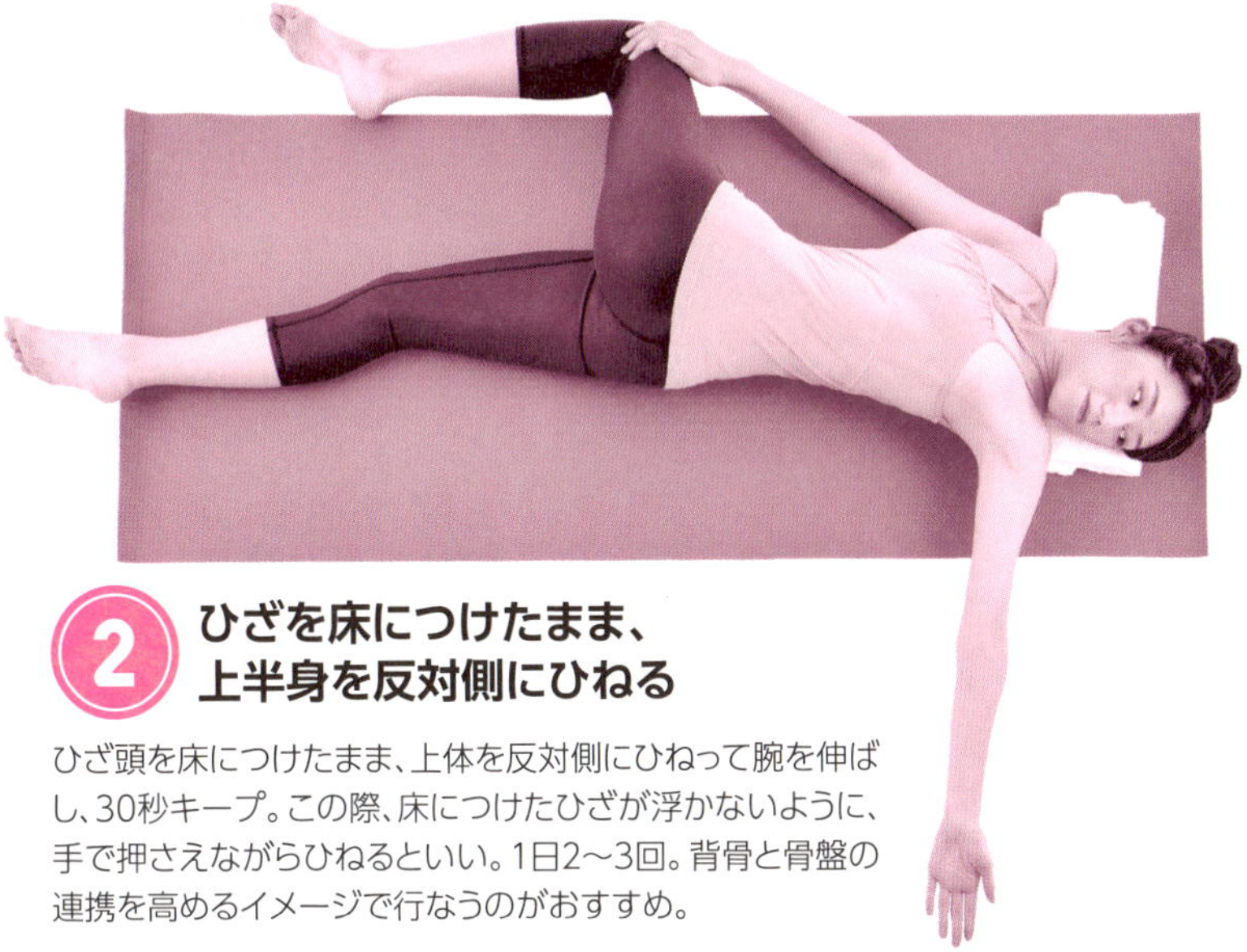

2 ひざを床につけたまま、上半身を反対側にひねる

ひざ頭を床につけたまま、上体を反対側にひねって腕を伸ばし、30秒キープ。この際、床につけたひざが浮かないように、手で押さえながらひねるといい。1日2〜3回。背骨と骨盤の連携を高めるイメージで行なうのがおすすめ。

解消メニュー 8

お尻や太ももがしびれる人に
テニスボールごろごろマッサージ

テニスボール1個

腰、ひざだけでなくお尻や太ももに
痛みやしびれがある人は、
1個のテニスボールを使ってマッサージをするのがおすすめ。
とくに、ヘルニアの影響からくる坐骨神経痛に効果を発揮します。

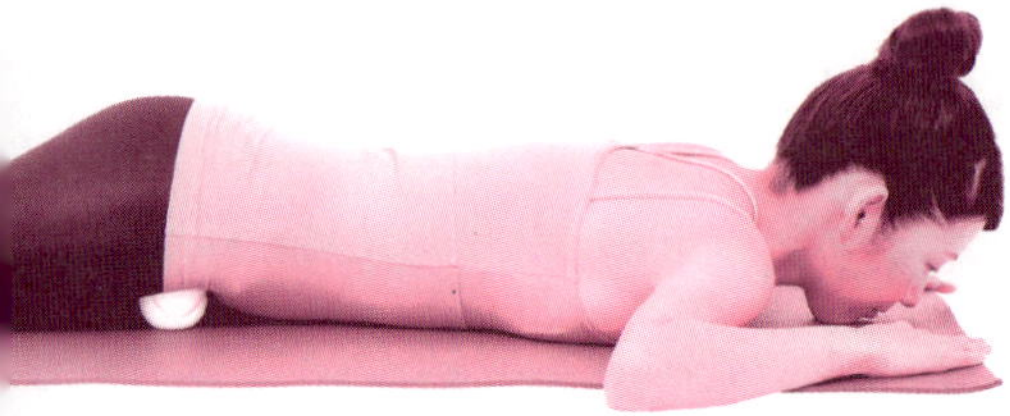

太ももの前側に症状がある場合

うつ伏せになり、太もも前側の症状が出ている部分にテニスボールを当てる。ボールに体重をのせて、ごろごろ転がしながら3〜5分間マッサージする。

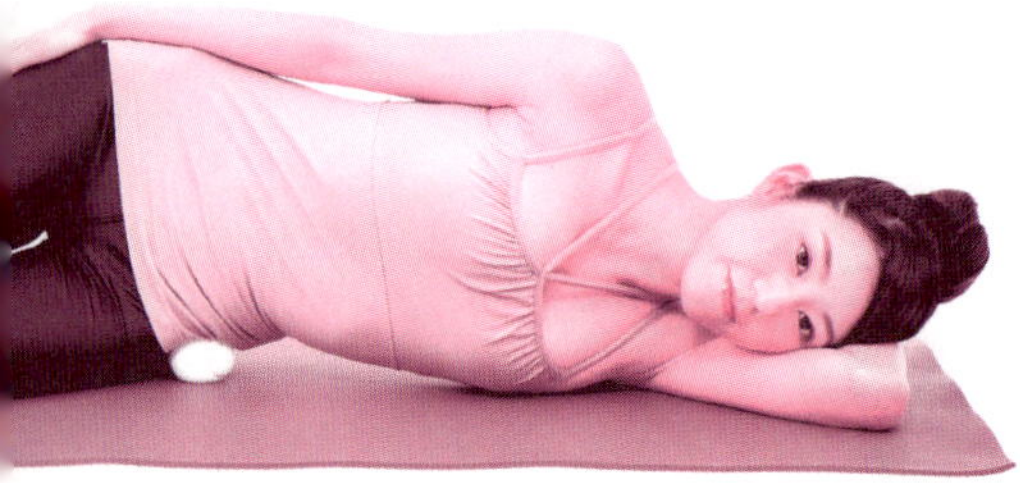

お尻、太ももの横側に症状がある場合

痛い側を下にして横向きで寝そべり、お尻や太ももの症状が出ている部分にテニスボールを当てる。ボールに体重をのせて、ごろごろ転がしながら3〜5分間マッサージする。

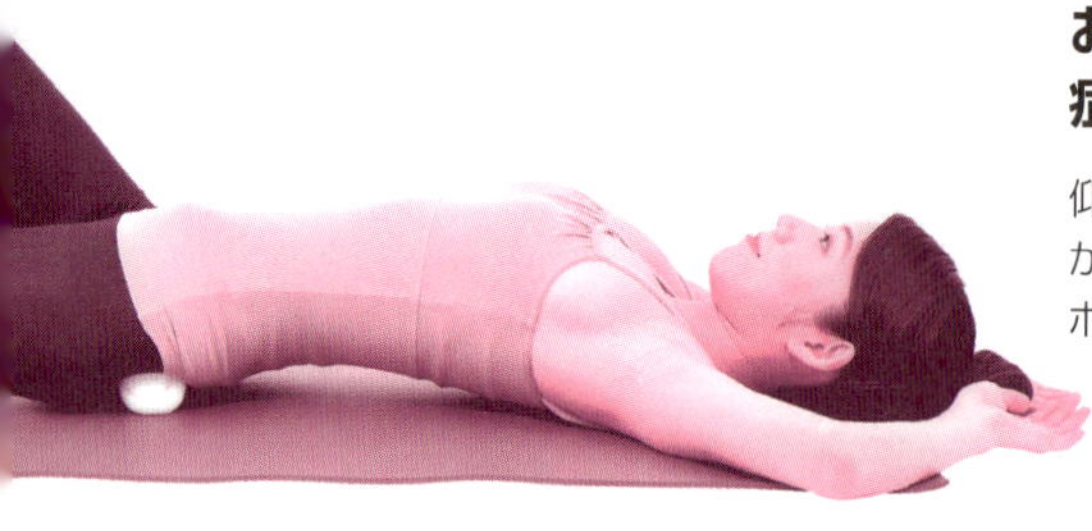

お尻、太ももの後ろ側に症状がある場合

仰向けになり、お尻や太もも後ろ側の症状が出ている部分にテニスボールを当てる。ボールをごろごろ転がしながら3〜5分間マッサージ。ひざを上げたり体を傾けたりしながら、ボールに十分に体重をのせて行なうといい。

解消メニュー

9

お尻のしびれ解消の新習慣

足L字ストレッチ

お尻や太ももに痛みやしびれがある人は、痛い側の足を
L字に曲げる習慣をつけるだけでもだいぶ症状が和らぎます。
夜寝るときやごはんを食べているときなどに
試してみてください。

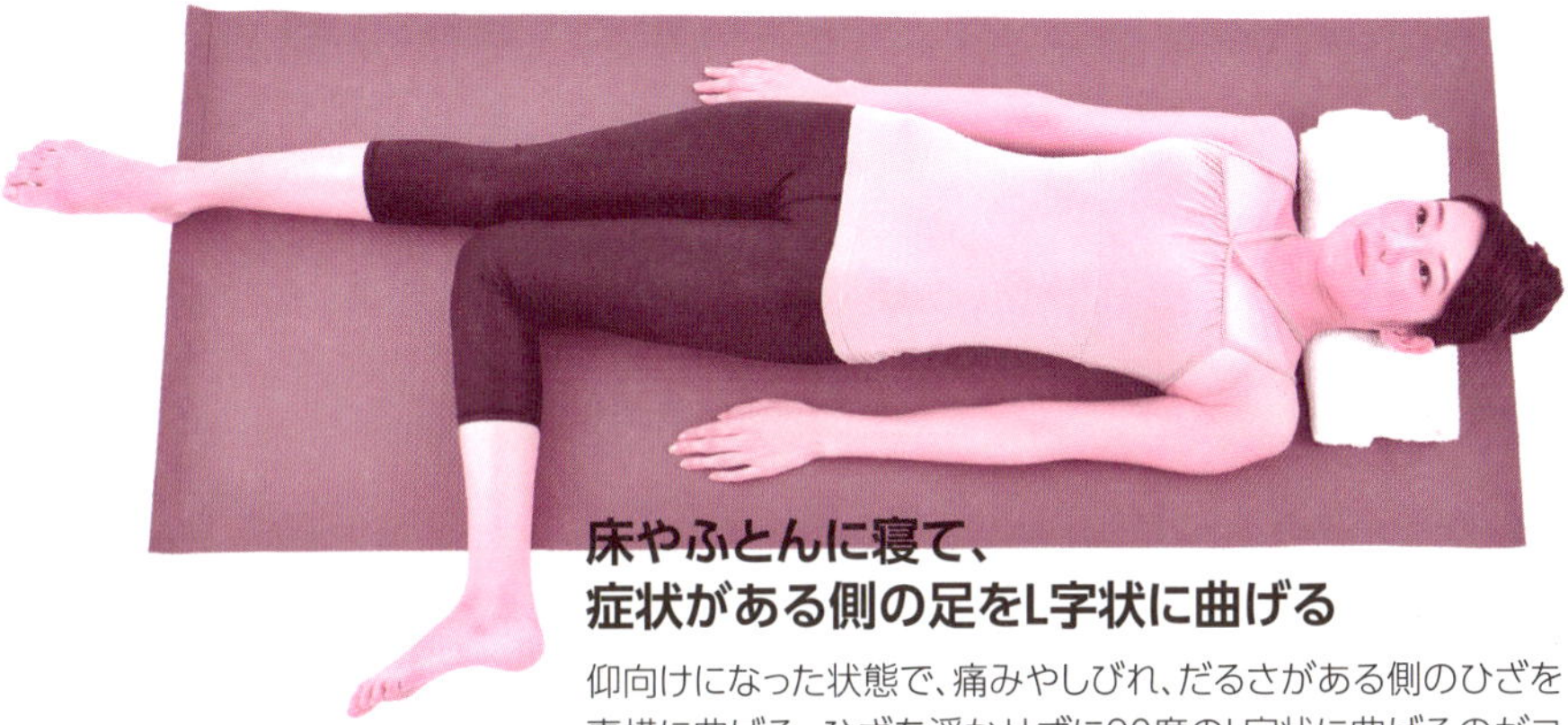

床やふとんに寝て、症状がある側の足をL字状に曲げる

仰向けになった状態で、痛みやしびれ、だるさがある側のひざを真横に曲げる。ひざを浮かせずに90度のL字状に曲げるのがコツ。これにより、お尻や太ももの筋肉がゆるまり症状が軽くなる。就寝時の習慣として行なうのもおすすめ。

pick up!

座った姿勢で行なうのもおすすめ

床にお尻をつけた暮らし方をしているのなら、テレビを見たりごはんを食べたりしながら座った姿勢で行なってもOK。

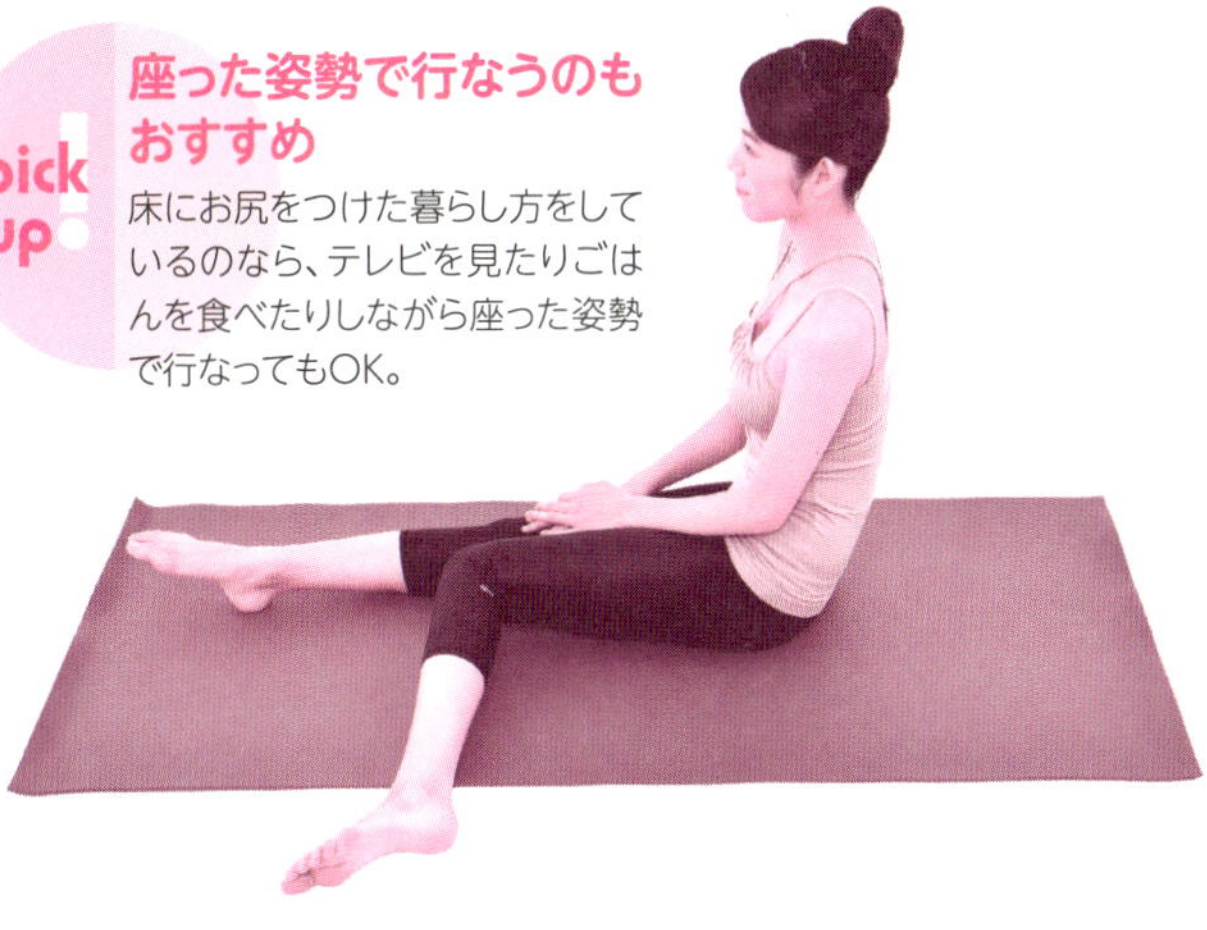

解消メニュー ⑩

間欠性跛行がある人におすすめ

靴ひも&背伸びストレッチ

長く歩いていると、足腰がしびれて歩けなくなる……
ちょっと休むとまた歩けるようになる――
そういう症状を抱えてお悩みの方は、
休憩時にこのストレッチを行なうのがおすすめです。

① 靴ひもを結ぶような姿勢で腰を丸める

歩くのがつらくなったら、まずその場にしゃがみ込み、靴ひもを結んでいるようなポーズをとって、腰を深く丸める。脊柱管のスペースが広がって症状がラクに感じられるはず。

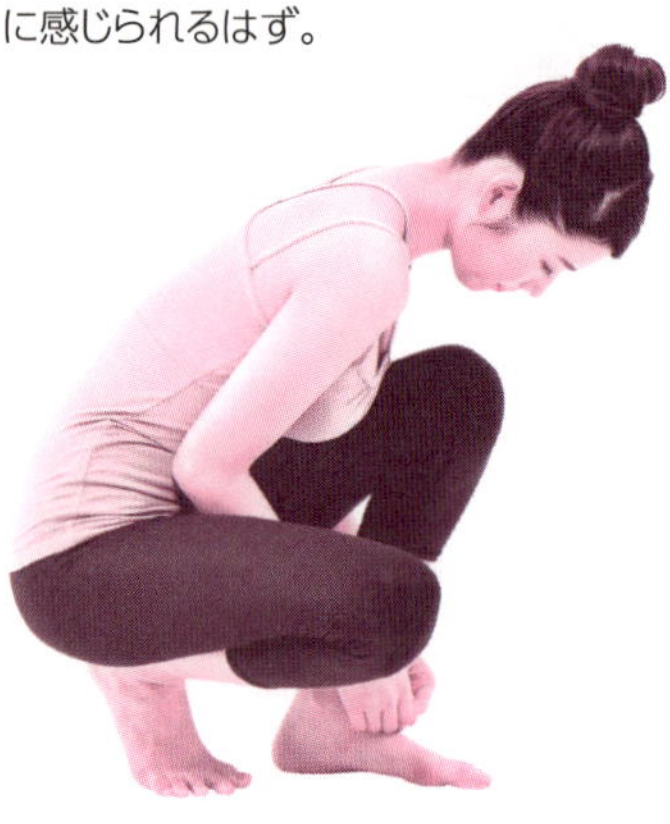

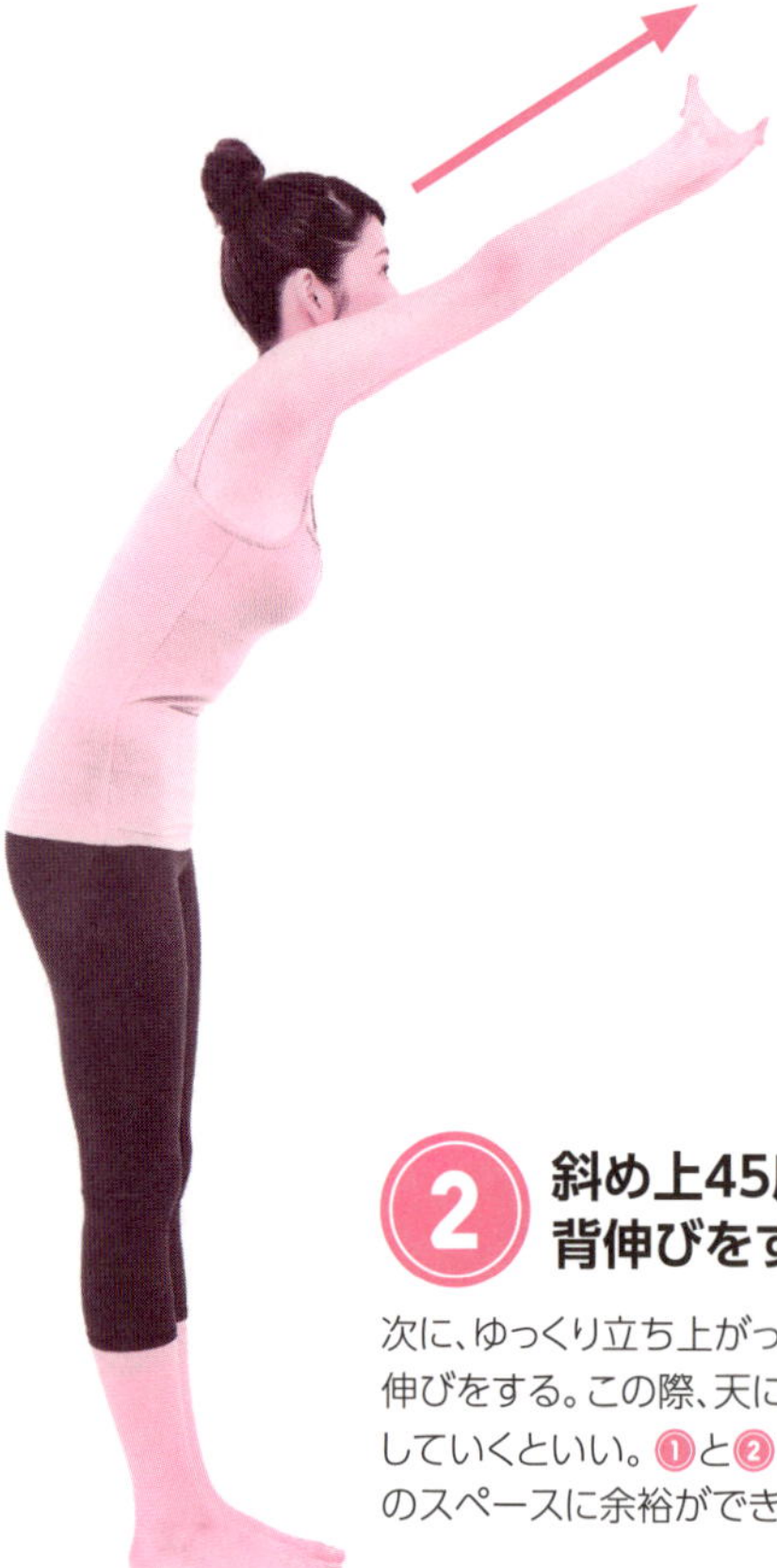

② 斜め上45度方向に背伸びをする

次に、ゆっくり立ち上がって、両手を組んで伸ばしながら背伸びをする。この際、天に向かって斜め上45度方向に伸ばしていくといい。①と②を2〜3回繰り返すと、より脊柱管のスペースに余裕ができて、ラクに歩けるようになる。

解消メニュー ⑪

ひざ下や足裏のしびれを解消！

腓骨頭マッサージ&テニスボール踏み

脊柱管狭窄症からくる坐骨神経痛を
解消させるための裏ワザメニュー。
「腓骨頭マッサージ」はひざ下のしびれがひどいとき、
「テニスボール踏み」は足裏の症状がひどいときに行ないましょう。

腓骨頭マッサージ

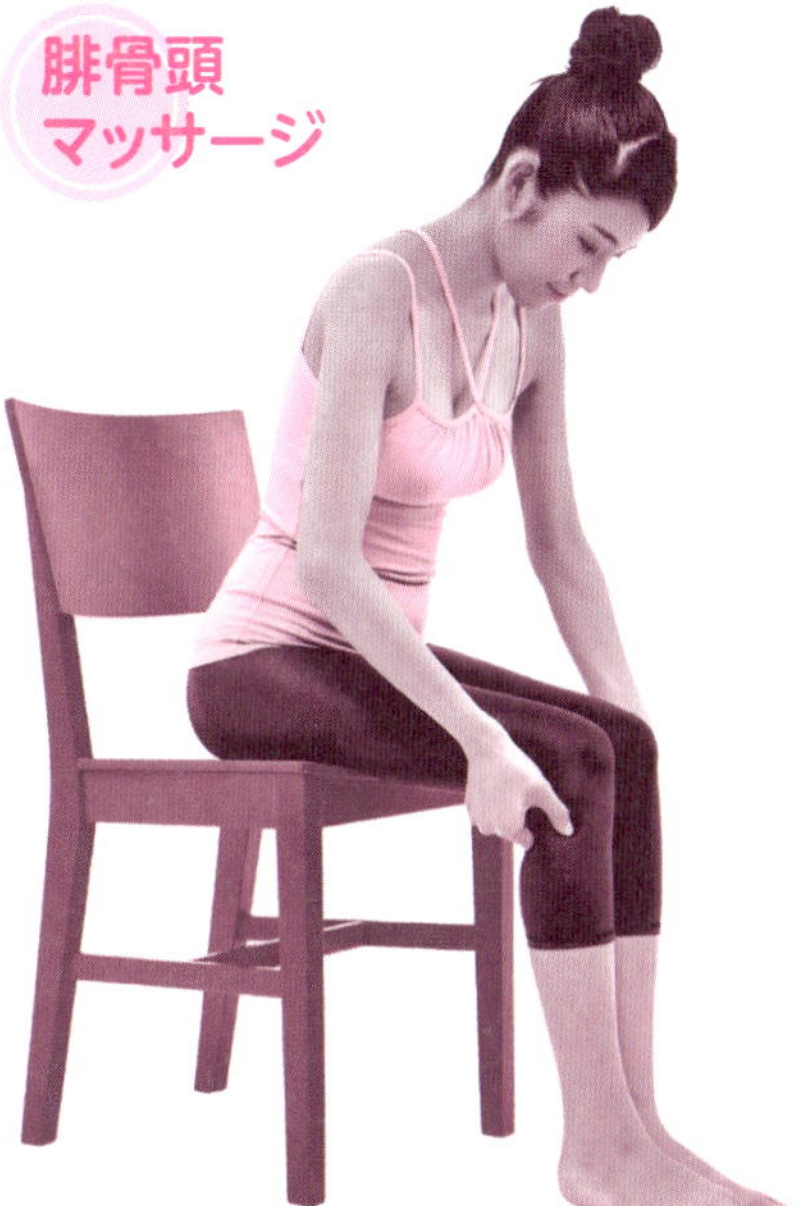

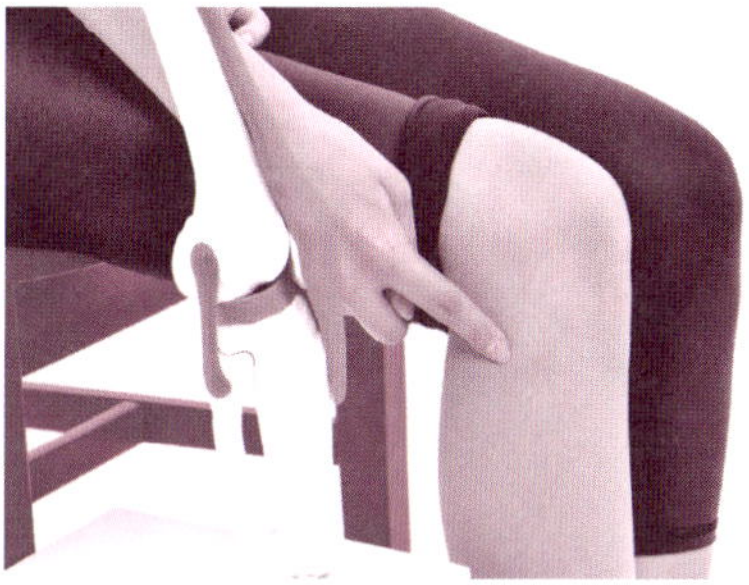

ひざ下外側の出っ張りをもみほぐす

腓骨頭とは、ひざ小僧の下のやや外側寄りにあるビー玉サイズの出っ張りのこと（上の写真の位置参照）。ひざ下のしびれ症状には、この出っ張りを指でつまんで力強くもんだり動かしたりするのが効果大。マッサージにより神経の緊張をゆるめ、症状を解消させることができる。

テニスボール踏み

テニスボールを踏み転がす

足裏に違和感や灼熱感があるときは、硬式テニスボールを用意して、足裏で踏み転がすのがおすすめ。柱や机につかまりながら、ボールに体重をのせてマッサージすると、症状をかなり軽減できる。

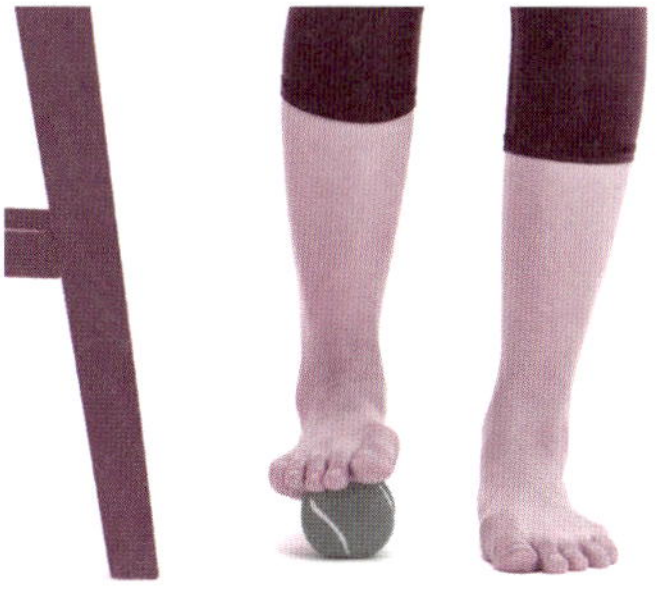

解消メニュー
12

腰痛は歩いて治す!

正しい歩き方を身につける

腰や足の症状がつらいからといって家にこもっていてはいけません。
「歩かない生活」は「歩けない生活」への入り口です。
日々「正しく歩くこと」によって腰痛を撃退していきましょう。

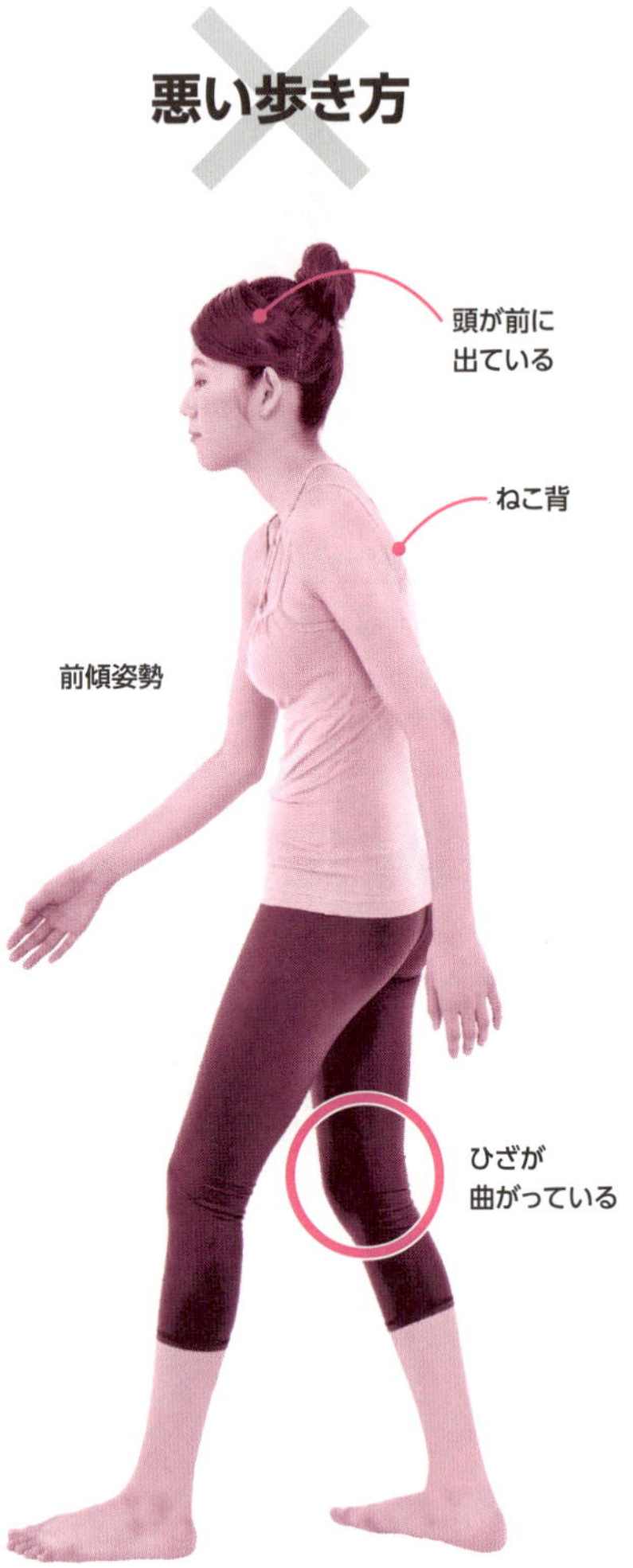

「5つのポイント」を意識して歩こう

どんな腰痛タイプであっても、できるだけ「正しい歩き方」で歩くのが症状解消への早道となる。背すじを伸ばして歩くと腰が痛い人も、休み休みでも構わないからできるだけ姿勢よく歩くように努めるべき。左ページのように、「正しい歩き方」を身につけるには、「あごを引いて、まっすぐ前を見る」「腕を引いて、体をねじる」「腰を反らす」「ひざをしっかり伸ばして歩く」「重心の7割を体の後ろ側にかけるイメージで歩く」の5つのポイントを意識するといい。長い距離、長い時間を歩かなくても構わないので、毎日正しく歩く時間をつくり、日々歩く習慣を途絶えさせないようにすることが大切。

正しい歩き方

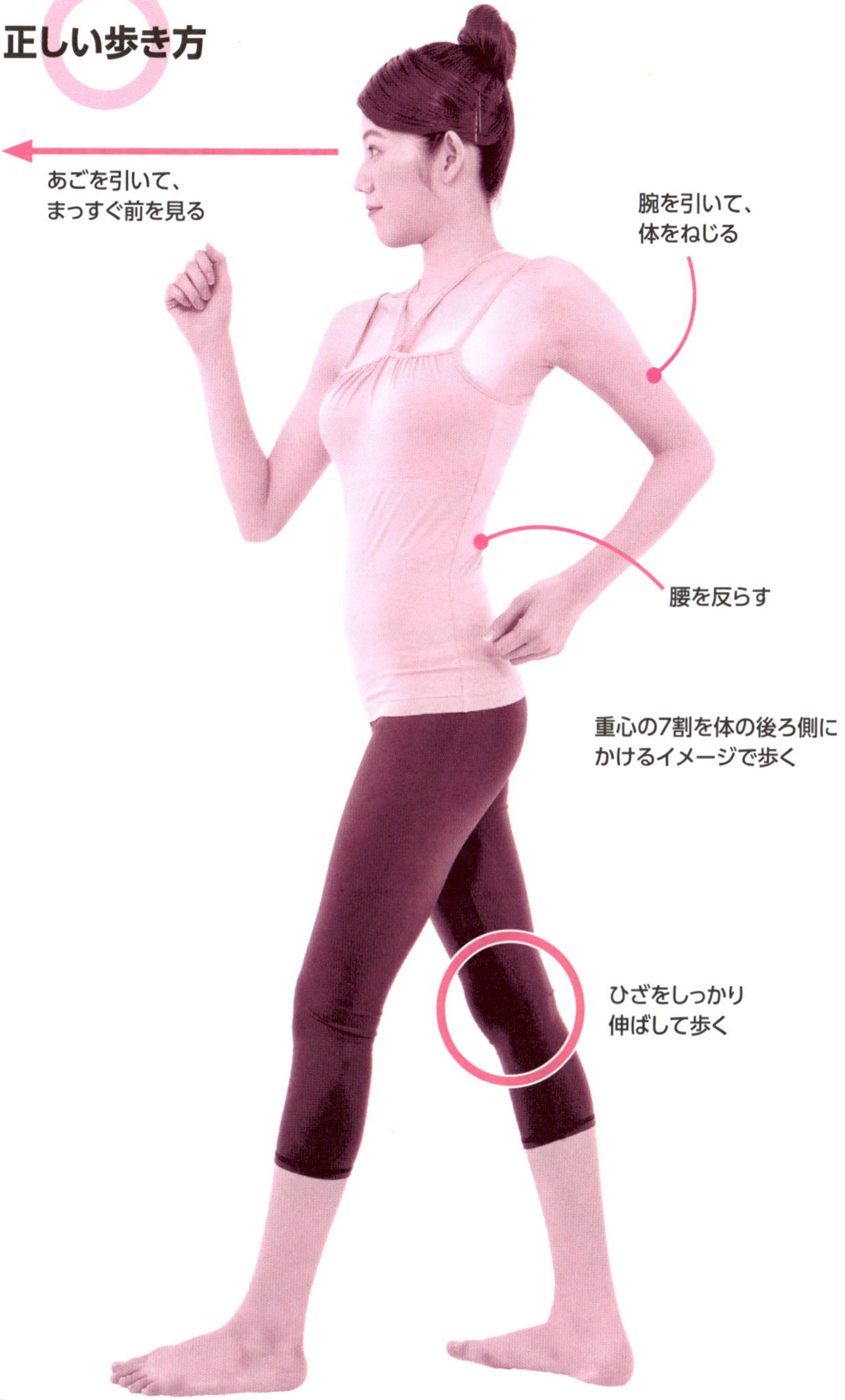
あごを引いて、
まっすぐ前を見る
腕を引いて、
体をねじる
腰を反らす
重心の7割を体の後ろ側に
かけるイメージで歩く
ひざをしっかり
伸ばして歩く

解消メニュー
⑬

腰への負担が小さい座り方

正しい座り方を身につける

座っている時間が長い人は、腰痛になりやすくなります。
ただし、正しい座り方をしていれば、
腰へのダメージを小さくすることが可能。
普段から正しく座ることを習慣づけましょう。

骨盤を立てるイメージで座るのが基本

腰の健康は座り方によって大きく変わる。最も腰を痛めやすいのは、下の写真のようなパターン。これだと、骨盤が斜めに傾き、曲がった腰椎に上半身の重みがのしかかって腰を痛めやすくなる。正しい座り方は、左ページのような姿勢。椅子に深く腰掛けて、背すじをまっすぐ伸ばす。あごはしっかり引いて、ひざの角度を90度にキープする。いつも正しい姿勢で座るには、骨盤をまっすぐに立てて、その土台の上に背骨という柱をまっすぐに据えるようなイメージを持つといい。

✕ 悪い座り方

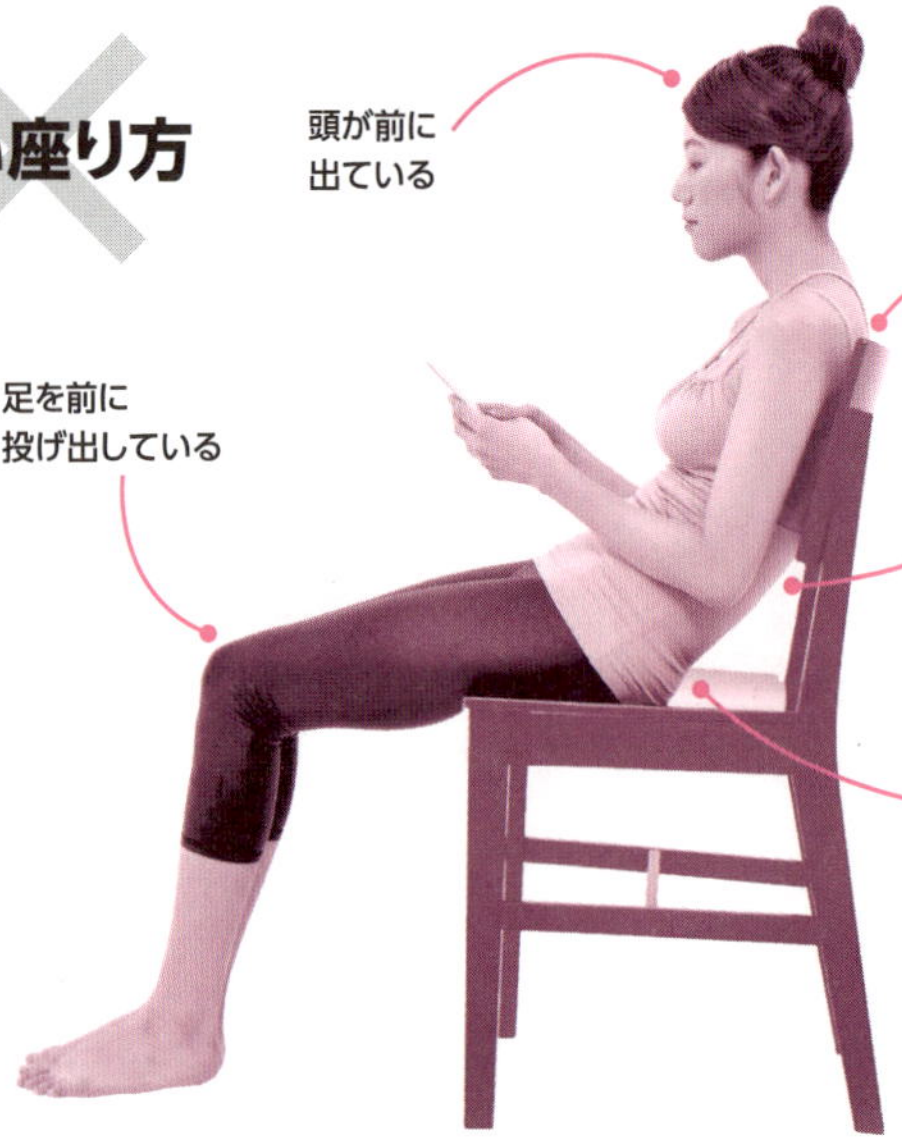

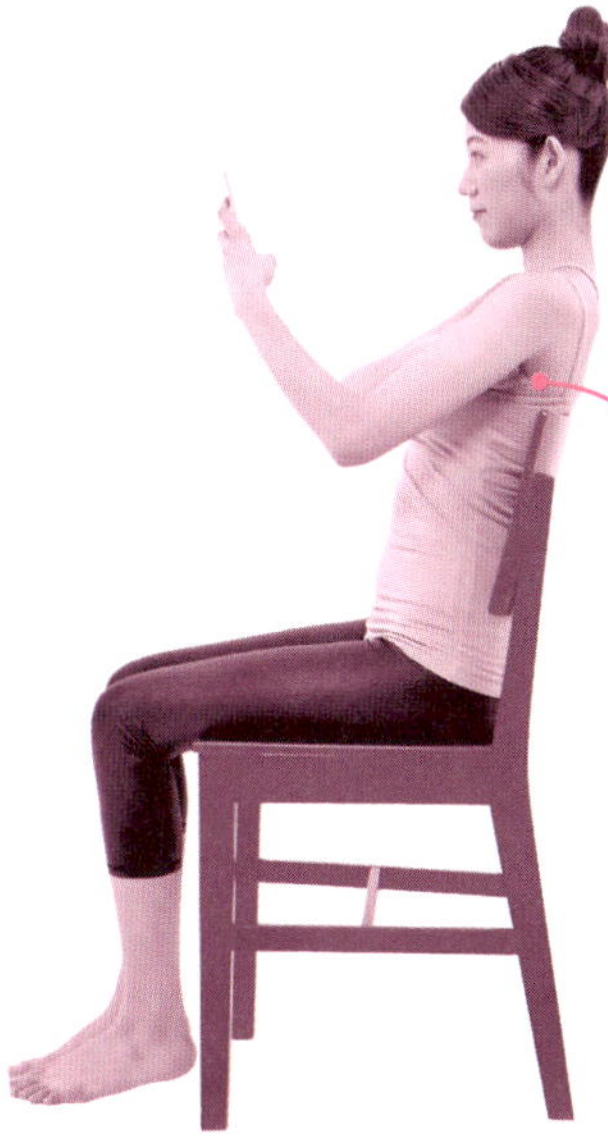

pick up!

スマホを使うときは、顔の高さに上げる

スマホを使用していると、ついつい背を丸めたりうつむいたりして姿勢を崩しがち。これを防ぐには、スマホを顔の位置に上げて操作する習慣をつけるといい。左のように、スマホを持つ側の腕のわきに反対側の手を挟むのがおすすめ。

正しい座り方

あごを引く
背すじを
まっすぐ伸ばす
足はひざの角度を
90度にキープ
椅子に深く
腰掛ける

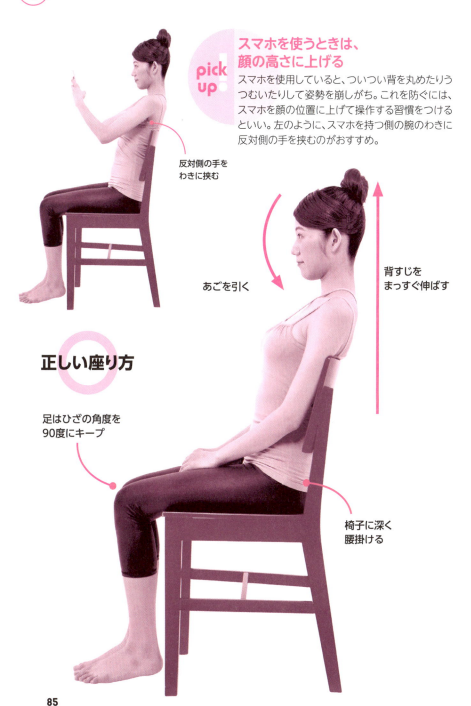

Part 4

Q&A

①

Q わずかな段差でつまずくようになったのはなぜ？

A ひざが上がらなくなってきている証拠です。

みなさんは、わずかな段差や小さな障害物などにつまずいて転んでしまったことはありませんか？

たとえば、床に置いてあった本などに足をひっかけたり、道ばたに落ちていた石やちょっとした段差などに足をとられたりして、転んでしまったという経験です。そういうとき、頭のなかでは「簡単にまたげる」「越えられる」と思っていながらも、どうしたわけか、スッテンコロリンといってしまうものですよね。

なぜ転んでしまうのか。

それは、思っているよりもひざが上がっていないからです。

頭のほうは「これくらい足を上げれば大丈夫」と、無意識に足腰を動かしているのですが、じつは足のほうは、頭で思うほどには上がっていない。十分な位置まで上がりきっていないから、足をひっかけてしまうわけです。

足が上がりきらないのは、ひざ関節の動きが鈍くなってきている証拠。長年にわたり運動不足の状態が続くと、ひざ関節の可動域が少しずつ狭くなります。年々ほんのわずかながら、曲がり幅や伸び幅が少なくなってくるのです。そして、その積み重ねがいつのまにか大きくなり、かつてはラクに上がったはずのところまで、ひざが上がらなくなってきます。それで、思ったようにひざが上がらず、転んだりつまずいたりすることが多くなるのです。

つまり、「頭が思い描く体の動き」と「足腰が実行する動き」にギャップが出てきたということ。小学校の運動会で、子供にいいところを見せようとしてリレーなどに参加したお父さんが、転んでしまったりケガをしてしまったりするのと一緒ですね。

なお、こういうギャップを感じはじめるのは、だいたい40代半ばくらいからが多いもの。早い人では30代からギャップを感じている人もいます。

少しでも心当たりのある方は、まず、自分のひざ関節の衰えをしっかりと自覚することが大事です。そして、〝衰え〟という事実から目を背けることなく、関節ケアなどの対策をとるようにしてください。

② Q 若い頃のひざのケガは影響するものですか?

A スポーツで大ケガした人などは、ひざ痛になりやすい傾向があります。

ちょっと転んでひざを打撲したり、足をひねってねんざをしたりという程度のケガなら、誰にでも経験があることでしょう。

そういうケガは心配いりません。それがもとで、将来、『変形性ひざ関節症』になりやすくなるといったことはありません。

ただし、若い頃、スポーツなどで、ひざに大ケガを負った経験のある方は注意が必要です。とりわけ要注意なのは、十字靭帯損傷など、ひざを支える靭帯が断裂するようなケガを負ったケースです。この場合、その時点で適切な治療をしておかないと完全に治りきらないことがあり、それがもとで変形性ひざ関節症が進みやすくなることがあります。

また、大きなケガはしていなくとも、若い頃のスポーツで、半月板を痛めたり、ひざを酷使されたりした経験をお持ちの方は、30代、40代になったら、注意を払っておいたほうがいいと思います。

というのも、半月板が磨り減ったり、傷ついたりして、ふつうの人よりもひざのクッション機能が低下している可能性が高いからです。半月板が早く磨り減ってしまえば、変形性ひざ関節症の兆候もより早く現れる可能性が高くなるわけですね。とくに、バスケットボール、バレーボール、トランポリンなどジャンプする動きの多いスポーツは、ひざにかかる衝撃度が大きく、半月板や軟骨へのダメージが現れやすいとされています。

みなさんのなかにも「そういえば……」と思い当たるフシがある方が多いかもしれません。なかでも、「学生時代は結構スポーツをがんばっていたけど、社会に出てからは運動をするヒマがなくて、だいぶ太ったし、筋力も衰えた」という方は、気をつけるべきでしょう。体重増加や足の筋力低下もあいまって、ひざ関節の耐久力がだいぶ落ちてきている可能性があります。

そういう方は、自分がハイリスクであることを十分に自覚して、ぜひ早い段階から、ひざの関節ケアをはじめるようにしてください。

3

Q 太りすぎは、やっぱりひざによくないの?

A たしかによくありませんが、気にしすぎるのも考えものです。

太りすぎは、ひざにとってたしかによくありません。

Part 2でも述べたように、ひざにかかる負担は体重の3~8倍。体重が5キロ増えれば、少なくとも3倍の15キログラムの負担がひざにプラスされることになります。

ですから、やはり体重は軽いに越したことはないのです。

みなさんも、体重が増えれば増えるほど、ひざを苦しめることになることは、よく自覚しておいたほうがいいでしょう。

しかし、私は、あまり気にしすぎるのもよくないと考えています。

たとえば、当院のひざ痛の患者さんには、すでにあちこちの病院を回ってきた方が多いのですが、病院を訪ねるたびにお医者さんから「まずはやせなさい」といわれるそうです。

お医者さんのなかには、患者さんにしつこくダイエットをすすめ、「そんなに太っている限り、痛みはとれないよ」などという人もいると聞きます。でも、私は、そこまでダイエットに固執する必要はないと思っているのです。

なぜなら、あまりにダイエットにとらわれてしまうと、ダイエットが目標のようになってしまい、ひざ痛を治すという目的を見失ってしまうようなところがあるから。それに、ダイエットに夢中になると、失敗してリバウンドしたときのショックが大きいですし、無理なダイエットは体調を崩す原因にもなりかねません。

だから、そんなにがんばりすぎなくともいい。

体重を減らす心がけは大切ですが、まあ、「これ以上増やさないようにしよう」というくらいに考えておけばいいのではないでしょうか。あるいは、むしろ「今の体重のままでもいいから、もっと小まめに歩いて運動するようにしよう」と考えるようにしてはいかがでしょう。

つまり、体重はあまり気にしなくていいから、その分関節をよく動かす——私は、そのほうが、ひざをよくする早道だと思います。それに、歩いたり、ひざを曲げ伸ばししたりして関節をよく使っていれば、自然に消費カロリーが増え、エネルギー代謝もよくなります。結果的にそれがダイエットにつながるのではないでしょうか。

4

Q 正座がつらいときは無理しないほうがいい？

A 無理は禁物。でも、正座ができるようにがんばってください。

変形性ひざ関節症が進んでひざ関節が硬くなってくると、だんだん可動域が狭くなり、正座をするのがつらくなってくるものです。

痛みがつらいときは、あまり無理をしないほうがいいでしょう。関節に負担をかけすぎないよう、足を崩す座り方をしたり、椅子に座ったりしたほうがいいと思います。そのほうがずっとラクに座れるはずです。

しかし、ずっとそのままでいいというわけではありません。

関節という器官は、動かさないと動かなくなっていくもの。正座がつらいからといって、ずっと正座を敬遠してばかりいては、いずれ関節の拘縮が進み、正座ができなくなってしまいます。

だから、「ちゃんと正座をしよう」という努力は続けていくべき。

Ｐａｒｔ２でも述べたように、日頃からお風呂で『ひざ曲げ伸ばし体操』などをやっていれば、ひざ関節の硬さは着実にとれていきます。また、ふだんから「なるべくひざを曲げよう」「なるべくひざを伸ばそう」という意識を持って生活していれば、少しずつ、ひざの曲げ伸ばしがスムーズにできるようになっていくはずです。

私の患者さんにも、そういう努力を積み重ねて正座ができるようになっていった方がたくさんいらっしゃいます。ぜひ、みなさんも正座から逃げずに、正座に立ち向かっていくような姿勢で臨んでください。

なお、私はよく患者さんから「そもそも、正座という座り方は、ひざにいいのでしょうか、悪いのでしょうか」という質問を受けます。

その答えは、「短時間の正座なら○、あまりに長時間の正座は×」。

正座はひざの関節を深く曲げることになるため、そんなに長い時間でなければ、ストレッチにもなり非常におすすめです。しかし、足がしびれるほど長時間座り続けるのは、かえって関節の負担となります。

ですから、畳や床に座るときは、正座を基本に、たまに足を崩すくらいがちょうどいいのです。何事も程度問題。ほどほどがいちばんというわけですね。

5

Q 筋トレは別に必要ないって本当ですか？

A 本当です。それよりも、よく歩くようにしてください。

ひざ痛の患者さんに「痛みの原因は、足の筋力低下です」と説明すると、ジムへ行って、慣れない筋トレをはじめようとする方がいらっしゃいます。

でも、私はそんな必要はないと思います。

なぜなら、筋トレをがんばりすぎて、かえってひざの関節や筋肉を痛めてしまうケースが多いからです。それに、筋トレが好きで、どこをどう鍛えるかがわかっている人がやるのなら別ですが、多くの初心者はそれがつかめていません。そのために、やみくもにトレーニングをして、必要のない筋肉を鍛えたり、必要な筋肉をまったく鍛えていなかったりする場合が少なくないのです。

私は、筋トレをする時間があるなら、その分歩いたほうがいいと思います。

先にも述べたように、「こまめによく歩くこと」は、ひざ痛持ちの人にとって、もっとも効果的なトレーニングです。ひざ関節は「歩くため」にこそ存在するもの。その動きの円滑さは、やはり「よく歩く」ことによって取り戻していくのがいちばんなのです。

なお、腹筋や背筋も、ことさら鍛える必要はありません。

よく「腰痛の人は、腹筋・背筋を鍛えるべきだ」という話を耳にしますが、私はこれはウソだと考えています。それは、腹筋や背筋を鍛えぬいたスポーツ選手にも腰痛持ちが多いのを見ればわかること。腹筋や背筋は、ふつうの日常生活を送れるだけの量と強さがあれば十分なのです。ですから、ひざ痛の人も腰痛の人も、腹筋運動や背筋運動を無理にがんばる必要はないでしょう。

また、スクワットも、やりすぎるとひざを痛めるので注意してください。

ひざ痛が気になる人がスクワットを行なう場合は、ひざを深く曲げない『ハーフスクワット』にしておいたほうが無難です。ハーフスクワットとは、ひざを曲げる角度が90度以内の軽いスクワットのこと。なお、ハーフスクワットであれ、やってみて少しでもひざに痛みを感じるなら、その時点でやめておくこと。くれぐれも無理はしないようにしてください。

6

Q トイレはやっぱり洋式のほうがいいの？

A そのほうがラクです。ただし、足腰にラクをさせすぎない心がけも大切です。

トイレは和式よりも洋式のほうがラクです。ひざを深く曲げないため、痛みを感じることなく腰を落とすことができます。また、〝畳に座る生活〟よりも〝椅子に座る生活〟をするほうがラクです。やはり、しゃがんだりひざを曲げたりする機会が少なくて済むからです。もっといえば、掃除をするときは、雑巾がけよりも掃除機やモップを使うほうがラクですし、ズボンや靴下をはくときも、立ったままはくよりも椅子に座ってからはくほうがラクでしょう。

ただ、あまりひざや腰にラクをさせすぎるのもいかがなものでしょうか。

何度もいうように、関節は動かさないでいると、だんだん動かなくなっていくもの。ひざや腰がラクだからといって、ラクな生活に慣れてしまうと、動く範囲が狭くなってしまうことも考えられます。人間もそうなのかもしれませんが、関節もずっとラクをしていると、怠けることばかり覚えてしまって、ろくに働かないようになってしまうものなんですね。

ですから、あまり〝過保護〟になりすぎず、ときにはきびしく叱ったり、ムチを入れたりすることも必要なのです。基本的にラクな生活をするのは構いません。でも、そればかりではなく、ときには、ひざや腰を怠けさせないように〝活〟を入れてあげる姿勢も大切だというわけです。

おすすめなのは、日常生活で、できるだけ「体を使ったいろんな作業」を行なうように心がけること。毎日同じような作業しかしていなければ、ひざや腰の関節は、いつも同じような範囲でしか動きません。でも、いつもとは違う作業にこまめに手を出していれば、いろんな関節が使われ、ひざや腰の関節にもいつもと違う動きや深い動きをさせることができるはずです。

たとえば、たまにはガーデニングやお風呂掃除に精を出すとか、押入れや物置のなかを整理してみるとか、身近にできる「体を使った作業」はいろいろあるはずです。ぜひみなさんも、生活のなかでいろんな動作をすることを心がけ、関節にラクばかりさせないように工夫してみてください。

⑦

Q 天気が崩れるとふしぶしが痛むのはどうして？

A 気圧の変化などの影響で、関節周囲の血管が収縮するためと考えられます。

じめじめした梅雨の時期や、季節の変わり目の急に寒くなった時期などに、体のふしぶしに痛みを感じるという方は少なくありません。また、お天気が西から崩れてきたり、台風が近づいてきたり、長雨が何日も続いたりしたときに、ひざや腰の関節の痛みを訴える方もいらっしゃいます。

この原因は、まだはっきりとはわかっていません。ただ、気圧の変化が影響しているのではないかと思われます。

天候の悪化に伴い気圧の谷が近づいてくると、その影響によって体の血管が微妙に収縮し、末梢の血行が悪くなってきます。また、それに伴い、自律神経のバランスも微妙に変化して、緊張を拾い上げやすい交感神経モードにシフトします。それによって、関節周囲の血管や神経がナーバスな状態になるのではないでしょうか。つまり、お天気が崩れると、関節がふだんよりも痛みをキャッチしやすい過敏な状態になってしまうわけですね。

なお、風邪やインフルエンザなどにかかって高熱を出すと、決まってふしぶしの関節が痛むという方もいらっしゃいます。

こちらのほうは、ちゃんと病名があって、『多発性関節炎』と呼ばれています。これは、発熱によって、体の弱っている部分の関節に炎症が起こる病気で、一か所に限らず、あちこちの関節がうずくように痛むのが特徴。風邪などの熱が治まれば、関節の痛みのほうも自然に治まるのがふつうです。

この多発性関節炎の場合、ふだん、なんとなく不調を感じている関節がてきめんに痛みだす場合もありますし、昔、事故やスポーツで痛めた関節が思い出したようにうずく場合もあります。ですから、もし発熱時に関節が痛くなったならば、「ああ、自分はここの関節が弱っているんだな」と、よく心に留めておくようにするといいでしょう。

いってみれば、〝ふしぶしの痛み〟は、関節の訴えるＳＯＳのようなもの。そのＳＯＳの叫びをしっかり受け止めて、関節ケアにうまく役立ててほしいと思います。

8

Q ひざ痛持ちが知っておくべきバスの乗り方とは?

A 降車の際、座席から立つ前に、ひざをよく曲げ伸ばししておきましょう。

混み合ったバスの車内の情景を想像してください。

杖を持った、ひざが悪そうなお年寄りがシルバーシートに座っています。車内には「次は○○町に停車します。お降りの方は、危ないですからバスが停車してからお立ちください」というアナウンス。数分後、「○○町」に着いて、バスが停車。降車口のドアが開いて数人が降り、そのお年寄りも立ち上がろうとしました。ところが、なかなか立ち上がれません。歩くのにも時間がかかっています。そして、数秒後、そのお年寄りが降車口にたどり着かないうちにドアがバタンと閉まり、無情にもバスが発車……お年寄りは途方に暮れてしまう――。

きっと、ひざ痛持ちの人は、他人事に感じられないのではないでしょうか。

変形性ひざ関節症が進んだ人は、立ち上がるにしても、歩くにしても、行動のスタート時がいちばんつらいもの。「危ないですから、停車してからお立ちください」といわれても、立つのにひと苦労、歩きはじめるのに、またひと苦労。だから時間がかかって、降りる前にドアが閉まってしまうような事態になるわけです。

では、いったい、どうしたらいいのか。

私のおすすめは、座席に座っているうちに、ひざをよく曲げ伸ばししておく作戦。目的地が近づいてきたら、前もって、ゆっくりとひざを曲げたり伸ばしたりを繰り返しておくのです。バス停ひとつ分くらい前から行なえば、目的の停留所に着いたときに、そんなに痛みを感じずに立ち上がることができるはず。ストレッチにより関節がほどよく温まっているため、時間をかけずに立ったり歩いたりができるわけです。

また、座席に座っているときに、ひざのお皿を手でグリグリと回すように刺激しておくだけでも違います。すぐに行動に移れないのは、ひざの関節液がどろどろの状態になっているのも原因のひとつ。しかし、このお皿への刺激を行なうと、関節液が回りだし、わりとスムーズに行動をスタートさせられます。

いずれもちょっとしたことですが、やるとやらないとでは、〝動きだし〟に大きな差がつきます。ぜひ、みなさん覚えておくようにしてください。

9

Q ひざ痛を悪化させない靴の選び方は？

A かかとの高い靴や、かかとが固定されていない靴は避けてください。

街を歩いていると、ハイヒールを履きなれていないのにもかかわらず、無理して履いている女性をよく見かけます。

そういう人は、たいていの場合、上半身を前に突き出してお尻を後ろに残した「く」の字のような姿勢をしていて、そのうえ、ひざが曲がっています。そんな状態で歩くわけですから、なんだかギッコンバッタンと足腰が動いているような感じで、傍目にも歩きづらそう。ひざや腰の関節に大きな負担がかかっていることは、おそらく誰が見ても一目瞭然でしょう。

Ｐａｒｔ２でも述べましたが、ハイヒールは、外反母趾だけではなく、ひざや腰にもよくありません。とりわけ、履きなれていない人が無理に履いていると、てきめんに足腰を痛めてしまいます。パーティーなど、「どうしてもハイヒールを履かなければいけない」という場合以外は、なるべく履かないほうがいいでしょう。

また、ミュールやサンダル、つっかけなどもおすすめできません。

なぜなら、これらの靴は、かかとがホールドされていないから。

立つとき、歩くときの体重は、かかとに乗せるのが基本です。しかし、こうした、かかとが固定されていない靴だと、足を上げたときにかかとが浮いた不安定な体勢になってしまいます。しかも、かかとでの着地が安定しないから、歩くたびにつま先に体重を乗せて着地するような歩き方になってしまいますよね。すると、バランスを安定させようとして、自然にひざが曲がり、上半身は前へと投げ出されるような格好になってしまうのです。こういった姿勢が足腰の関節のダメージへとつながることはいうまでもありません。

それに、こうした靴は、歩いているうちにかかとが横にずれてしまうことが少なくありません。ヒールの高いミュールでも履いていれば、体勢が崩れた拍子に足首をくじいたりひざをねじったりしてしまうこともあります。

ですから、少しでもひざ痛や腰痛が心配ならば、かかとがしっかりとホールドされる靴を選ぶこと。そして、何よりも歩きやすい靴を選びましょう。

10

Q ひざを痛めないための山登りのコツは？

A できるだけ下りに時間をとり、ゆっくり山を下りるようにしてください。

ひざ痛の人にとって、階段の上りよりも下りのほうがつらいものです。

では、山登りの場合はどうでしょう。

やはり、下りのほうがきつく、ひざを痛めてしまうケースが多いのです。重い荷物を背負って頂《いただき》を目指しているときのほうが一見たいへんそうですが、実際は逆なんですね。

なぜなら、上りの際は、一歩一歩ゆっくり歩くので、2本の足で体重を支えていることが多い。これに対して下りの際は、片方の足を勢いよく下ろして着地しますよね。このとき、1本の足に荷物を含めた全体重がかかってくる。だから、ひざにとっては、下りのほうがより大きな負担になるわけです。

ですから、山に行かれる方は、「登山は下りがポイントだ」と心得て、下りに多めの時間をとっておくほうがいいでしょう。とくに、ひざに不安がある方は、十分すぎるくらいの時間をとることをおすすめします。そして、慌てたり急いだりしなくて済むよう、体力的にも精神的にも余裕を持ち、ゆっくり下りてくるようにしてください。

なお、歩き方についても、ひと言アドバイスしておきましょう。

上るときも下るときも、着実に一歩ずつ、両足の歩みを確かめるように歩いてください。なるべく片方の足だけに荷重がかかるのを減らすため、小またで歩くのがおすすめです。また、下りでは、登山道に大きな岩や段差などがあっても、飛び降りないほうがいいでしょう。腰を下ろしてからゆっくり下りたり、迂回《うかい》したりすれば、ひざに衝撃を与えずに済みます。

とにかく、ひざは登山の〝生命線〟です。もし、登山中に痛めてしまったら、仲間などに大きな迷惑をかけてしまいますし、あとで痛みなどの状態がひどくなれば、好きな山にも登れなくなってしまう可能性もあります。

だからこそ、山好きの方はとりわけ、ひざの関節ケアに細心の注意を払ってください。そして、末長く山登りを楽しめるようにしましょう。

11

Q マラソンでひざを痛めないための注意点は？

A 長い時間をかけて少しずつ筋肉の調子を上げていくことです。

最近、マラソンにチャレンジして、ひざを痛める人が増えているそうです。

転倒してひざをケガしたり、ひざをひねったりする場合もありますが、マラソンでひざを痛めるケースの大半は『大腿四頭筋炎』です。

大腿四頭筋炎とは、太ももの筋肉が炎症を起こしてしまう疾患です。原因は、あまりの急な酷使にひざや太ももの筋肉が面食らってしまい、たまらずに悲鳴を上げてしまったため。要するに、ちゃんとした準備もせずに、長い距離を走ったのがいけなかったわけですね。

では、大腿四頭筋炎にならないためには、どうすればいいのか。

そもそも、筋肉という器官は、少しずつ鍛え、徐々に力をつけていかないと、その力を発揮できないようにできています。

もし、フルマラソンにチャレンジするなら、少なくとも1か月前くらいから、マラソン用のトレーニングをはじめ、徐々に筋肉の状態を上げていく必要があるでしょう。短い距離からはじめて、大会が近づくにつれ、少しずつ走る距離を延ばしていく。ただし、大会ギリギリまできついトレーニングをするのではなく、2~3日前にピークを持ってきて、後はスタートまで軽くならすくらいの練習をするようにするといいでしょう。スポーツ医学では、こういう状態で筋肉をスタンバイさせるのがもっとも本番で力を発揮しやすいとされています。

つまり、マラソンという過酷な競技にチャレンジするなら、最低でもこれくらいの準備と覚悟をもって臨まなければならないということです。

もちろん、これはマラソンでなくとも、どんなスポーツに対してもいえること。何をやるにしても、筋肉にはそれ相応の準備が必要なのです。たとえ、その辺を軽くジョギングしたり散歩したりするようなときでも、ちゃんと事前にウォーミングアップをして、十分に筋肉や関節をほぐす姿勢を忘れてはなりません。

逆に、そういった準備が伴わない状態でのスポーツへのチャレンジは、無謀であり、危険です。ひざや腰の関節を守るため、しっかりと肝に銘じておきましょう。

12

Q 関節包内矯正はどうすれば受けられるのですか？

A 東京・王子の「さかいクリニックグループ」まで、ご予約のうえお越しください。

読者のみなさんのなかには、「実際に関節包内矯正の治療を受けてみたい」という方が少なくないと思います。その場合、たいへんお手数ではありますが、東京・王子の「さかいクリニックグループ」まで、ご予約いただいたうえでお越しいただくことになります。

関節包内矯正は、当院でしか受けられません。

地方にお住まいの方からは「東京以外で受けられる場所はないのか」というお問い合わせも数多くいただいております。しかし、私が関節包内矯正の技術を伝授しているのは当院のスタッフだけであり、現在のところ当院以外での治療は不可能な状態なのです。申し訳ございませんが、ご了承ください。

もっとも、当院の患者さんの大半は、地方からいらっしゃる方々です。北海道から沖縄まで、なかには、遠く海外から治療を受けにいらっしゃる患者さんもいます。このため、「東京に滞在しているうちに、集中的に治療を受けたい」といったご希望にも、できる限り対応させていただいております。

なお、「さかいクリニックグループ」は4つの施設に分かれています。「さかい保健整骨院」「ハイメディックシステム」「さかい関節医学研究所」「さかいハイメディックソリューション」の4つです。これらのうち、もっともリーズナブルに関節包内矯正を受けられるのが、中核施設である「さかい保健整骨院」です。料金は初診時が10000円、2回目からは9000円です。ただ、申し訳ないことに常時混雑しており、たいへん予約がとりづらい状況になっております。

ちなみに、「ハイメディックシステム」は、ウォーターマッサージベッドや高気圧酸素カプセルなどのハイテク医療機器を利用することができる施設。「さかい関節医学研究所」「さかいハイメディックソリューション」は、時間に縛られずに集中的に治していきたい方々のために設定してある特別なコースです。それぞれの料金体系やコース内容、問い合わせの連絡先など、詳細については、ぜひ当院のホームページ（http://www.sakai-clinic.co.jp/）をご覧ください。

当院では、できるだけ多くの方々に関節包内矯正を受けていただくために、スタッフ一丸となって、1日170名以上の患者さんの治療に当たらせていただいております。予約が先々まで埋まっているため、なかには3か月以上お待ちいただくケースもありますが、それでも、少しでも早くみなさんの痛みを解消してさしあげられるよう、日々患者さんの関節の痛みに向き合っております。

もし、私どもの治療技術が、みなさんのお役に立てる日が来ればうれしい限りです。どうぞお気軽にお問い合わせください。

装丁　石川直美
DTP・本文デザイン　美創
本文イラスト　坂木浩子
撮影　植一浩
モデル　藤木美咲（ヴィスカエンターテイメント株式会社）
編集協力　高橋明

本書は『ひざ痛は99％完治する』
『実践編 関節痛は99％完治する』
『脊柱管狭窄症は99％完治する』（すべて小社）を再編集したものです。

略歴

酒井慎太郎(さかい・しんたろう)

さかいクリニックグループ代表。柔道整復師。千葉ロッテマリーンズオフィシャルメディカルアドバイザー。中央医療学園特別講師。整形外科や腰痛専門病院、プロサッカーチームの臨床スタッフとしての経験を生かし、腰痛やスポーツ障害の疾患を得意とする。解剖実習にて「関節包内機能異常」に着目。それ以来、関節包内矯正を中心に難治の腰痛やひざ痛の治療を1日170人以上行なっている。

TBSラジオ「大沢悠里のゆうゆうワイド 土曜日版」にレギュラー出演。

その他多くのテレビ番組で「注目の腰痛治療」「神の手を持つ治療師」として紹介される。

また、朝日カルチャーセンターや池袋コミュニティ・カレッジなどで月4回のペースで一般の方向けの講演も行なっている。

内藤大助さん(ボクシング第36代WBC世界フライ級チャンピオン)、井上尚弥さん(ボクシング第33代WBC世界ライトフライ級チャンピオン)、田口良一さん(WBA世界ライトフライ級チャンピオン)、高橋由伸さん(プロ野球前監督)、十朱幸代さん、音無美紀子さん、秋野暢子さん、中山美穂さん(女優)、村井國男さん、山下真司さん(俳優)、中村福助さん、市川高麗蔵さん(歌舞伎俳優)、松任谷正隆さん(音楽プロデューサー)、笑福亭鶴瓶さん(落語家)、土田晃之さん、佐々木健介さん、堀ちえみさん、磯山さやかさん、優木まおみさん(タレント)、hydeさん、宮沢和史さん(ミュージシャン)、TRF・CHIHARUさん、EXILE ÜSAさん、TETSUYAさん(ダンサー)、幡場良明先生(元東京慈恵会医科大学准教授)、中野清氏(元厚生労働省副大臣)などさまざまなアスリートやタレント、医療関係者の治療も手掛ける。『脊柱管狭窄症は自分で治せる!』(学研プラス)、『腰痛は99%完治する』『肩こり・首痛は99%完治する』『坐骨神経痛は99%完治する』(すべて小社)など著書多数。

ホームページhttp://www.sakai-clinic.co.jp

1日1分 図解
ひざ痛は99％完治する

2019年11月5日　第1刷発行

著 者
酒井慎太郎

発行者
見城 徹

発行所
株式会社 幻冬舎
〒151-0051 東京都渋谷区千駄ヶ谷 4-9-7
電話：03(5411)6211(編集)
03(5411)6222(営業)
振替 00120-8-767643

印刷・製本所
近代美術株式会社

検印廃止

Printed in Japan
ISBN978-4-344-03522-5 C0095
幻冬舎ホームページアドレス　https://www.gentosha.co.jp/

この本に関するご意見・ご感想をメールでお寄せいただく場合は、
comment@gentosha.co.jp まで。

GENTOSHA